의사와 간호사를 위한 의료 커뮤니케이션 전략

커뮤니케이션이해총서

급변하는 커뮤니케이션 환경에서 새로운 지식에 대한 욕구가 높아지고 있습니다. 이러한 흐름에 발맞추어 하나의 커뮤니케이션 주제를 10개 항목으로 묶어서 달걀 꾸러미처럼 엮었습니다. 사회의 변화를 빠르게 알기 원하는 대중과 시대에 앞선 지식을 단시간에 알고자 하는 연구자, 실무자, 학생에게 도움이 되는 책입니다.

일러두기

- 인명, 작품명, 저서명, 개념어 등은 한글과 함께 괄호 안에 해당 국가의 원어를 병기했습니다.
- 외래어 표기는 현행 어문규정의 외래어표기법을 따랐습니다.

의사와 간호사를 위한
의료 커뮤니케이션 전략

박재현 · 정민주 · 김승현

이상목 · 현진숙 감수

대한민국, 서울, 커뮤니케이션북스, 2025

의사와 간호사를 위한 의료 커뮤니케이션 전략

지은이 박재현 · 정민주 · 김승현
펴낸이 박영률

초판 1쇄 펴낸날 2025년 11월 14일

커뮤니케이션북스(주)
출판 등록 2007년 8월 17일 제313-2007-000166호
02880 서울시 성북구 성북로 5-11
전화(02) 7474 001, 팩스(02) 736 5047
commbooks@commbooks.com
www.commbooks.com

CommunicationBooks Inc.
5-11, Seongbuk-ro
Seongbuk-gu, Seoul, 02880, KOREA
phone 82 2 7474 001, fax 82 2 736 5047

ISBN 979-11-430-1142-8 04300

책값은 뒤표지에 표시되어 있습니다.

차례

환자 중심 의료 커뮤니케이션 전략

환자 중심 의료 커뮤니케이션 전략의 필요성

현대 의료 환경에서는 단순한 진단과 치료를 넘어, 환자 중심의 의료 커뮤니케이션이 필수적인 요소로 자리 잡고 있다. 이는 의료진과 환자 간의 원활한 소통이 환자의 치료 만족도와 치료 결과에 결정적인 영향을 미치기 때문이다. 특히 최근 의료 분쟁의 증가와 환자 중심의 의료 서비스 패러다임의 변화는 의료진의 의사소통 역량을 필수적 덕목으로 요구하고 있다.

첫째, 환자 중심 의료 커뮤니케이션은 진료의 효과성과 환자의 신뢰도를 높인다. 환자는 단순한 질병 치료의 대상이 아니라, 자신의 건강에 대해 주체적으로 결정을 내리는 존재다. 따라서 의료진은 환자의 심리적 · 정서적 상태를 이해하고, 진단 및 치료 과정에서 환자의 의견을 존중하며 상호 협력적인 치료 관계를 구축해야 한다. 이를 통해 환자는 자신의 치료 과정에 대한 정보를 명확히 이해하고, 의료진에 대한 신뢰감을 형성할 수 있다.

둘째, 의료진의 의사소통 역량은 의료 분쟁을 예방하는

핵심 요소다. 의료 분쟁은 의료 사고나 오진이 주된 원인이지만, 환자와의 소통 부족도 원인으로 작용하는 경우가 많다. 환자가 치료 과정에서 의료진으로부터 충분한 설명을 듣지 못하거나 의료진이 환자의 불안을 적절히 해소해주지 못하면, 환자와 의사 사이의 신뢰가 무너지고 갈등이 심화될 가능성이 높아진다. 따라서 의료진은 전문적 의학 지식뿐만 아니라, 공감적 듣기, 명확한 정보 전달, 심리적 지지 제공 등의 효과적인 의료 커뮤니케이션 기법을 습득해야 한다.

셋째, 의료의 패러다임이 환자 중심 서비스로 변화하면서, 의료진의 역할도 확대되고 있다. 기존의 의료 모델이 전문가인 의료진의 판단에 의한 지시가 중심이었다면, 현대 의료에서는 환자의 자율성과 참여를 존중하는 방향으로 발전하고 있다. 이에 따라 의료진은 단순히 의학적 판단을 내리는 전문가를 넘어, 환자의 동기를 유발하고, 치료 결정을 돕는 상담자이자 교육자로서의 역할도 수행해야 한다.

결론적으로, 현대 의료 환경에서 의료진의 의사소통 역량은 필수적인 요소로 자리 잡았다. 환자의 신뢰와 만족도를 높이고, 의료 분쟁을 예방하며, 환자 중심 의료 서비스를 실현하기 위해, 의료진은 전문적 치료 기술과 함께 환자 중심의 소통 능력을 갖춰야 한다. 이를 통해 보다 인간적인 의료 서비스를 제공할 수 있으며, 궁극적으로 환자의 건강과 삶의 질 향상에 기여할 수 있다.

의사와 간호사를 위한 효과적인 의료 커뮤니케이션 전략

의료진은 환자의 신체적 증상뿐만 아니라 정서적 반응과 심리적 상태까지 고려하며, 신뢰를 바탕으로 원활한 소통을 이끌어야 한다. 그러나 바쁜 진료 환경 속에서 환자의 불안을 이해하고, 공감적인 대화를 지속하는 것은 쉽지 않은 과제다. 이에 따라, 이 책에서는 의사와 간호사를 위한 실용적인 의사소통 전략을 제시하며, 환자 중심 의료 서비스를 실현하는 데 필요한 핵심적인 의사소통 전략을 제시했다.

이 책에서는 환자의 관점을 이해하고 적극적으로 경청하는 태도의 중요성을 강조한다. 환자는 자신의 증상과 불안을 의료진에게 온전히 전달하고 싶어 하며, 의료진이 이를 주의 깊게 듣고 공감적으로 반응할 때 치료에 대한 신뢰가 형성되기 때문이다. 이어서, 환자의 정보를 효과적으로 수집하기 위해 병력 청취를 하는 상황에서 적절한 질문 기법을 다루며, 진료 과정에서 환자가 혼란을 겪지 않도록 명확하고 체계적인 설명 전략을 제안한다.

또한 환자의 상황과 이해 수준에 맞춘 설명이 필수적이며, 환자의 건강 관리 동기를 유발할 수 있도록 의료진에게 요구되는 설득과 동기 부여 기술을 소개한다. 환자의 반응에 유연하게 대처하는 능력과 감정을 배려한 대화법도 다루며, 의료진이 진료 과정에서 직면하는 다양한 소통 과제를 해결할 수 있도록 실질적인 가이드를 제공한다.

마지막으로, 환자와의 관계 형성이 치료 과정 전반에 걸쳐 지속적으로 이루어져야 함을 강조하며, 초기 상담부터 장기적인 치료 관계 유지까지 의료진이 활용할 수 있는 관계 중심의 소통 전략을 정리했다. 이 책을 통해 의료진이 보다 효과적이고 인간적인 의료 커뮤니케이션을 실현하고, 환자 중심 의료 서비스를 강화하는 데 도움을 받을 수 있기를 기대한다.

의료진의 의사소통 역량 평가 현황

의료 환경이 변화함에 따라 의료진의 의사소통 능력은 필수적인 역량으로 자리 잡았다. 의료진은 의학적 지식과 기술을 바탕으로 환자를 진단하고 치료하는 의학 전문가로서의 역할을 넘어 환자의 심리 상태를 이해하고 진정성 있게 소통하는 환자 중심의 의사소통 전문가로서의 역량도 갖추어야 한다. 이에 따라 국내외 의사와 간호사 국가 시험에서는 의학적 지식에 대한 평가뿐 아니라 환자와의 상호 작용 능력을 검증하는 과정이 점차 강조되고 있다.

우리나라에서는 2009년부터 의사 국가 고시에 임상진료시험(Clinical Practice Examination, CPX)을 도입해 환자 응대 능력을 실질적으로 평가하는 토대를 마련했다. 이 시험은 실제 임상 상황과 유사한 환경에서 포괄적인 임상 수행 능력을 측정해, 진단 역량, 치료 계획 수립 역량, 환자 교육 역량, 환자-의사 관계 역량 등을 다각도로 평가한다. CPX는 기존의 필기시험이 반영하지 못했던 의료진의 실제 진료 능력을 측정하는 방식이므로, 환자와의 대화를 중심으로 한 의사소통 능력을 직접 평가할 수 있다는 장점이 있다. 특히 환자의 불안을 경감하거나 치료 과정에서 신뢰를 구축하는 능력이 중요한 평가 항목으로 포함되어 있어 의료진의 커뮤니케이션 역량의 중요성을 방증하고 있다.

해외에서도 의료진의 의사소통 능력을 평가하기 위한 다양한 방법이 개발되어 운영되고 있다. 대표적으로 미국과 캐나다에서는 대학별 수련 과정에서 자체 평가를 통해 검증하는 방식을 공고히 하고 있으며, 영국 등의 국가에서는 환자 중심 진료를 강화하기 위해 의사소통 역량 평가를 시험 과정에 포함하고 있기도 하다.

미국의 의사 자격시험인 USMLE(United States Medical Licensing Examination)은 총 3단계로 구성되어 있는데, 2020년까지는 그중 Step2 CS(Clinical Skills)에 CIS (Communication and Interpersonal Skills) 평가가 포함되어 있었다. 이는 표준화 환자(Standardized Patient, SP)와의 상호 작용을 통해 진료 능력을 평가하는 방식으로 이루어졌는데, 병력 청취 능력 및 설명 능력, 환자와의 의사소통, 공감 표현 등의 요소를 측정했다.

캐나다의 MCC(Medical Council of Canada)에서는 의학 평가 시험(Medical Council of Canada Evaluating Examination, MCCEE)과 의사 자격시험(Medical Council of Canada Qualifying Examination, MCCQE)을 시행하고 있는데 의사 자격시험은 의학 지식 및 임상 의사 결정을 평가하는 필기시험인 Part Ⅰ과 실질적인 진료 기능을 평가하는 실기시험인 Part Ⅱ로 나뉜다. 미국과 유사하게 Part II에서 표준화 환자를 활용해 수험자의 의사소통 능력을 평가하며, 진료 과정에서 환자의 정서적 반응을 다루는 능력, 적절한 질문 기법 사용 여부, 정보 전달 방식 등을 중요한 평가 요소로 삼았다.

다만 코비드19(COVID-19) 팬데믹 이후에 미국과 캐나

다에서는 해당 방식의 시험이 폐지되었고, 현재는 개별 의과대학과 수련의 프로그램에서 자체적인 평가 방식을 활용해 학생들의 임상 기술과 의사소통 능력을 검증하는 방식으로 변모했다. 이러한 변화 속에서도 의사소통 능력의 중요성은 여전히 강조되고 있으며, 의사소통 능력 향상을 위해 다양한 교육 기관과 프로그램에서 지속적인 교육과 평가를 시행하고 있다.

영국의사협회(General Medical Council, GMC)가 주관하는 의사 자격시험(Medical Licensing Assessment, MLA)에는 의학적 지식을 평가하는 필기시험 외에 임상 및 전문 기술을 평가하는 실기시험(Clinical and Professional Skills Assessment, CPSA)에 의사소통 역량이 핵심 평가 항목으로 포함되어 있다. 특히 CPSA에서는 실제 임상 시나리오를 기반으로 한 평가로, 표준화 환자 면담을 통해 의료진이 적절한 태도로 정보를 전달하는 능력을 검증하며, 환자 중심 커뮤니케이션을 실질적으로 수행할 수 있는지를 평가한다.

이처럼 선진국들은 의사소통 역량을 평가할 때 단순히 언어적 소통 능력만을 보는 것이 아니라, 환자 중심 접근 방식, 공감 표현, 치료 계획 공유 등 환자와의 실질적 의사소통 역량을 강조하고 있다. 이런 사례를 바탕으로 국내의 의료진 의사소통 평가 체계를 더욱 타당화해 나갈 수 있을 것이다.

한편 간호사 국가시험에서도 기본적인 의사소통 역량에 관한 내용이 포함되어 있으나, 의료 현장에서 요구되는 다각적인 커뮤니케이션 기술을 평가하는 체계는 다소 미흡하다. 간호사는 환자뿐만 아니라 보호자, 동료 의료진과도 지속적으로 소통해야 하는 직무 특성을 가지고 있지만, 현재의 시험 방식은 이러한 다층적 소통 능력을 종합적으로 검증하는 데 한계가 있다.

특히 간호사가 담당하는 의사소통 상황은 단순한 환자 면담을 넘어 여러 진료 팀과의 협업, 환자 교육, 보호자 상담 등으로 확장되지만, 현행 평가 체계에서는 이러한 요소가 충분히 반영되지 않는다. 미국의 간호협회에서 주관하는 간호사 자격시험(National Council Licensure Examination for Registered Nurses, NCLEX-RN)의 경우, 컴퓨터 기반 선택형 문항으로 구성되어 있어 간호사의 직접적인 의사소통 능력을 평가하지는 않는다. 다만 간호사의 의사소통 역량을 평가할 때 환자의 정서적 반응을 고려한 의사소통 기법, 위기 상황에서의 대처 능력, 협력적 팀워크 능력을 포함하는 방식으로 발전하고 있다. 이에 따라 국내 평가 체계 역시 보다 실질적인 평가 기준을 마련할 필요가 있다.

결론적으로, 우리나라의 의사 및 간호사 국가시험에서도 의사소통 평가가 점진적으로 강화되고 있지만, 해외의 사례처럼 보다 정교하고 체계적인 평가 기준을 마련하는 것이 필요하다. 이를 위해 평가 항목을 보다 구체화하고, 실제 임상 환경에서 활용할 수 있는 의사소통 전략을 검증할 수 있도록 평가 방식을 개선해야 한다.

의료진 의사소통 평가 체계의 문제점과 재구조화의 필요성

의사 국가시험에 임상진료시험(CPX)을 도입해 의사와 환자 간 실제적이고 효과적인 의사소통 역량에 대한 평가를 강조하는 것은 긍정적인 변화이며, 환자 중심 진료를 하는 데도 많은 영향을 미치고 있다. 다만 현재 국내에서 시행되고 있는 의료진의 의사소통 평가 내용을 살펴보면, 몇 가지 개선이 필요한 부분이 존재한다.

첫째, 평가 항목이 균형 있게 구성되지 않았다. 예를 들어, CPX의 '의사소통/환자 의사 관계' 평가 항목은 54개의 세부 임상 증상 가운데 특정 증상에서는 4~5개의 평가 항목이 집중적으로 제시되기도 하고, 일부 증상에서는 아예 평가 항목이 제시되지 않는 경우도 있다. 환자와 의료진

간의 소통은 모든 임상 상황에서 필수적이라는 점을 고려할 때, 평가 체계가 일부 사례에만 국한되어 있다는 것은 교육과 평가 내용의 체계적 설계와 시행에 한계가 있을 수밖에 없다.

둘째, 평가 항목 간의 중복이 많아 체계적이지 않다. 여러 증상에서 동일한 의사소통 기술이 반복적으로 등장하지만, 정작 상황별로 변별력을 갖춘 평가 기준이 적용되지 않고 있다. 예를 들어, '환자가 수치심을 느끼지 않도록 배려할 수 있다'는 항목이 여러 증상에서 동일하게 등장하지만, 실제로 그 배려가 어떻게 이루어져야 하는지에 대한 구체적인 지침은 마련되어 있지 않다. 이처럼 중복된 표현이 많으면 평가 기준이 불명확해지고, 평가의 신뢰도를 떨어뜨릴 수 있다.

셋째, 제시된 평가 항목이 추상적으로 기술되어 있어 실제 평가에서 객관적인 기준을 설정하기 어렵다. 현재 의사소통 평가 항목에는 '환자에게 공감한다', '환자의 불안감을 배려한다' 등의 표현이 포함되어 있으나, 이를 어떻게 측정하고 평가할 것인지에 대한 명확한 기준이 제시되지 않는 경우가 많다. 따라서 평가자가 주관적으로 판단할 가능성이 높아지고, 평가 결과의 일관성이 떨어질 위험이 있다. 또한 제시된 하위 요소의 내용을 의사소통 기능을 평가하기 위한 내용으로 볼 수 있느냐 하는 점도 문제가 된다.

결론적으로, 현재의 의료진 의사소통 평가 체계는 평가 항목의 불균형, 중복된 요소, 그리고 추상적인 기준 등 타당한 평가를 위해 보완해야 할 요소들을 가지고 있으며, 이를 해결하기 위해 보다 체계적이고 명확한 평가 방식을 도입해야 할 필요가 있다. 이를 통해 의료진이 환자와 보다 효과적으로 소통할 수 있도록 돕고, 궁극적으로는 환자의 치료 만족도와 건강 결과를 향상시키는 데 기여할 수 있을 것이다.

의료 커뮤니케이션 평가 체계의 재구조화 방향

의료진의 의사소통 능력을 평가하기 위해 현재 이루어지는 의사 국가시험 임상진료시험의 평가 체계를 다음과 같은 방향에서 재구조화할 필요가 있다.

첫째, 현재와 같이 임상 증상별로 제시하는 방식에서 벗어나 임상 상황에서 보편적이면서도 핵심적인 의사소통 기능을 중심으로 평가 범주를 설정할 필요가 있다. 실제 의료 환경에서는 환자의 증상이 단순하게 구분되지 않으며, 같은 증상을 가진 환자라도 진단이나 치료 과정이 다르게 진행될 수 있다. 가령 기침 증상을 보이더라도 바

이러스 감염, 천식, 식도 역류 질환 등 다양한 원인이 있을 수 있는데 그때마다 다른 의사소통이 요구되는 것은 아니다. 의료진이 환자와 소통할 때 기본적으로 적용해야 하는 의사소통의 원리나 기능은 유사할 수 있으므로 증상별로 의사소통 평가 체계를 구성하기보다는 핵심적인 의사소통 기능을 중심으로 체계를 마련하는 것이 타당하다.

임상 상황에서 의료진에게 요구되는 의사소통 기능으로는 경청하기, 질문하기, 설명하기, 설득하기 등이 있으며, 환자의 감정에 공감하고 정서적으로 지지해 주는 것도 의사소통에서 중요한 기능으로 포함될 수 있다. 이런 기능은 임상 증상별로 차별되는 기능이라기보다 진료 과정에서 의료진과 환자 관계에서 요구되는 보편적인 의사소통 행위들이다.

둘째, 실제 환자와 의사소통하는 상황 맥락을 고려해 진료 프로세스를 평가 항목에 반영할 필요가 있다. 일반적으로 진료 프로세스는 진단 → 검사 → 치료 → 추후 관리의 단계로 이루어진다. 의료진과 환자의 의사소통은 진료 프로세스 전반에 걸쳐 이루어지는데 이때 단계마다 의사소통의 목표가 다르다. 먼저 진단 단계에서는 환자의 주요 증상과 병력을 정확히 파악하는 것이 핵심 목표다. 이어지는 검사 단계에서는 환자가 검사의 목적과 절차를 명확히 이해하고 심리적으로 준비할 수 있도록 안내하는 것이 중요하다. 치료 단계에서는 환자가 자신의 치료 방법을 정확히 이해하고 치료 과정에 적극적으로 참여하도록 하는 것이 주요 목표다. 마지막으로 추후 관리 단계에서는 환자의 경과를 점검하고 환자의 치료 순응도를 높이기 위한 피드백을 제공하는 것이 주요한 의사소통 목표가 된다.

이렇듯 각 단계에 따라 의사소통의 목표가 달라지기 때문에 평가 체계 또한 진료 프로세스의 흐름과 단계별 특성을 반영해 구성할 필요가 있다. 이를 통해 의료진의 실제 임상 역량을 보다 정밀하게 진단하고, 교육적으로는 학습자들이 진료의 맥락에 맞는 실질적 의사소통 기술을 기를 수 있도록 유도하는 효과를 기대할 수 있다.

셋째, 평가 진술 방식을 체계화할 필요가 있다. 우선, 평가자가 직접적으로 관찰 가능한 의사소통 행위를 평가 목표의 술어로 진술하는 원칙을 적용해야 한다. 의사소통 행위로 보기에 모호한 평가 진술은 무엇을 평가하는지 분명하지 않아 평가 기준을 설정하는 데에도 어려움을 준다. 예컨대 '…정보를 얻을 수 있다'와 같은 평가 술어는 의사소통 행위라기보다 의사소통 행위를 통해 얻을 수 있는 효과를 표현한 술어에 가깝다. 이런 평가 술어를 사용하면, 정보를 얻기 위한 듣기를 평가하는 것인지, 정보를 얻기 위한 말하기를 평가하는 것인지, 아니면 듣기와 말하기를 모두 평가하는 것인지 명확하지 않다. 또한 평가 항목의 술어로 '얻을 수 있다'를 사용하면, 관찰되는 행위만으로 피평가자가 평가 목표에 도달했는지를 판단하기 어렵다. 따라서 평가 목표는 '얻을 수 있다'와 같은 표현보다는 '경청한다' 또는 '질문한다'와 같이 구체적인 의사소통 행위를 중심으로 진술하는 것이 적절하다. 환자의 말을 청취하거나 질문하는 행위는 평가자가 관찰 가능한 의사소통 행위이므로, 피평가자인 의료진이 수행해야 할 의사소통 행위가 무엇인지 명시적으로 드러난다. 뿐만 아니라 가시적인 행동 술어를 활용한 평가 진술 방식은 의사소통 능력을 보다 객관적으로 측정할 수 있도록 하며, 평가자의 주관적 해석을 최소화하는 데에도 기여할 수 있다. 명확한 언어로 진술된 평가 목표는 평가자가 실제 임상 상황에서 학습자의 수행을 일관되게 관찰하고 판단하는 데 도움을 줄 수 있으며, 동시에 학습자에게는 어떤 의사소통 역량을 개발해야 하는지를 안내하는 역할을 한다.

이와 함께 하나의 평가 목표 진술에는 한 가지 평가 요소만을 포함하는 평가 진술 원칙을 적용해야 한다. 예를 들어, 평가 목표집에 제시된 평가 항목 중에 '(환자의 협조와 동의를 얻고) 상세한 설명을 하며 진료를 시행한다'와 같은 평가 진술은 동의 얻기, 상세하게 설명하기, 진료 시행하기가 한꺼번에 포함되어 있기 때문에 무엇을 기준으로 평가해야 하는지 혼란을 준다. 이로 인해 평가 결과의 타당도와 신뢰도가 낮아질 수 있다.

의료 커뮤니케이션 평가 범주의 재구조화

앞에서 의료 커뮤니케이션 평가 체계를 의사소통 기능 중심으로 재구조화할 필요성에 대해 논의했다. 기존 의사 국가시험을 위한 평가 목표 진술은 임상 증상을 중심으로 나열되어 있어 의료진이 갖추어야 할 다양한 의사소통 능력을 균형적으로 평가하기에 한계를 지니고 있다. 기존 의사 국가시험 평가 체제에 포함된 목표 진술을 의사소통 기능을 중심으로 재편해 보면, 크게 병력 청취하기, 질문하기, 설명하기, 동의 얻기, 설득하기, 공감하기, 감정 배려하기, 관계 형성하기로 정리할 수 있다. 이때 의료진에게 요구되는 다양한 의사소통의 기능을 유사한 성격의 기능끼리 묶어서 범주화하면 각 기능의 목적과 기능 수행의 맥락을 보다 효율적으로 구분할 수 있기 때문에 평가 기준을 정교화하는 데 유용하다.

평가 목표집에 제시된 의사소통 관련 목표 진술을 의사

소통 기능별로 정리하고, 그 목적에 따라 분류하면 정보 획득, 정보 전달, 설득, 공감과 배려, 관계 형성 및 유지의 다섯 가지 범주를 설정할 수 있다.

첫 번째 범주는 '정보 획득'으로 환자의 상태 및 치료와 관련된 정보를 수집하는 것을 목표로 한다. 이 범주에는 경청과 질문하기 기능이 포함된다. 경청하기는 환자가 전달하는 메시지를 주의 깊게 듣고 이해하여 환자의 진정한 요구와 상태를 파악하는 소통 행위다. 질문하기는 적절한 형태의 개방적 혹은 폐쇄적 질문을 활용해 환자로부터 필요한 정보를 이끌어 내는 소통 행위다. 이런 기능은 의료진의 정확한 진단과 효과적인 치료 계획 수립에 필수적인 의사소통 기능이다.

두 번째 범주는 '정보 전달'이다. 이 범주는 의료진이 환자에게 검사 및 수술 안내, 진단 결과, 치료 방법, 약물 복용 방법 등 필수 정보를 환자가 이해할 수 있는 언어로 명확히 전달하는 기능과 관련된다. 이 범주에는 설명하기 기능이 포함된다. 정보 전달은 환자의 이해 수준을 고려해 복잡한 전문 용어 대신 일상적이고 쉬운 용어로 설명하며, 이해 여부를 확인하는 과정까지를 포함한다. 이로써 환자는 치료에 대한 이해도를 높이고, 적극적으로 치료 과정에 참여할 수 있게 된다.

세 번째 범주는 '설득'이다. 이 범주는 환자가 자신의 치료와 건강 관리에 적극적으로 참여하도록 동기를 부여하는 것은 물론 환자의 불편한 감정이나 공격적 반응에 대해 이성적으로 대처하는 등 갈등을 해결하는 의사소통 기능과 관련된다. 의료진은 환자의 신념이나 태도, 우려를 고려해 공감적이면서도 논리적인 접근을 통해 환자와 갈등 없이 의사소통하는 능력을 갖추어야 한다. 따라서 환자의 심리적 저항을 최소화하고 자발적인 협력을 이끌어 내는 설득 전략을 구사할 수 있는지를 평가하도록 한다.

네 번째 범주는 '공감과 배려'다. 의료진은 환자의 질병으로 인한 신체적 · 심리적 어려움을 이해하고 환자가 느끼는 심리적이고 정서적인 감정을 지지해 줌으로써 환자의 심리적 안정감을 높이고, 치료 과정 중 발생할 수 있는 스트레스를 줄일 수 있어야 한다. 이는 환자의 치료 만족도를 높이고 치료 과정에 대한 긍정적 태도를 형성하는 데 크게 기여한다. 이 범주에는 공감하기와 감정 배려하기가 포함된다.

마지막 범주는 '관계 형성 및 유지'다. 의료진과 환자 간 신뢰 관계를 구축하고 유지하는 것은 지속적인 의료 서비스에서 핵심적인 요소다. 신뢰 관계는 환자의 치료 순응도와 협력적 태도를 증진시키며, 의료 결과에 긍정적인 영향을 미친다. 이 범주에는 초기 관계 형성하기, 형성된 관계를 유지하는 기능이 포함된다. 의료진은 지속적인 소통을 통해 환자의 개인적 특성 및 상황을 이해하고, 이를 통해 환자와의 신뢰를 지속적으로 강화할 필요가 있다.

이와 같이 기능 중심으로 구성된 의료 커뮤니케이션 평가 체계는 의료진의 의사소통 능력을 보다 명확하고 객관적으로 평가할 수 있도록 지원하며, 환자와 의료진 모두의 의료 경험을 향상시키고 치료 결과에도 긍정적인 영향을 미칠 것이다. 이러한 평가 범주 설정에 따라 이 책에서는 의사소통 기능을 중심으로 한 의료 커뮤니케이션 전략 10가지를 제시했다.

구체적으로 정보 획득 범주와 관련해 병력 청취 경청 전략과 병력 청취 질문 전략을 제시했고, 정보 전달 범주와 관련해 사전 설명 전략과 진료 정보 설명 전략을 제시했다. 설득 범주와 관련해서는 갈등 상황에 대처하는 전략과 까다로운 환자의 언어적 공격에 대처하는 전략에 대해 살펴보았다. 공감과 배려 범주에서는 공감적 대화 전략과 질병 진단 통보 전략을 제시했다. 마지막으로 관계 형성 및 유지 범주와 관련하여 초기 관계 형성 전략과 관계 유지 전략을 제시했다. 이 전략들은 실제 의료 현장에서 의료진이 환자와 효과적으로 소통하고, 신뢰를 형성하며, 치료의 질을 높이기 위해 활용될 수 있다. 또한 각각의 전략은 구체적인 언어 사용 방식을 중심으로 설명되며, 다양한 임상 상황에서의 예시와 함께 제시된다. 특히 각 전략은 단순히 의사 전달을 넘어, 환자의 감정과 인지 반응을 고려한 상호 작용 방식을 포함하고 있어, 환자 중심 의료 커뮤니케이션의 실현에 기여할 수 있다.

참고문헌

김승현 · 정민주 · 박재현(2025). 의료진의 의사소통 평가 내용 체계 재구조화 연구. ≪리터러시연구≫, 16(1), 46-75쪽.

01

초기 관계 형성 전략

의료진과 환자의 관계는 단순히 정보 전달을 넘어 정서적 교감을 바탕으로 신뢰를 형성할 때 본래의 치료 목적을 보다 효과적으로 달성할 수 있다. 관계 형성의 초기에는 편안한 분위기에서 대화가 이루어질 수 있도록 하고, 환자에게 관심을 표현함으로써 의료진이 환자에게 지속적으로 신경을 쓰고 있음을 느낄 수 있도록 한다. 또한 언어적 표현 외에 준언어적 · 비언어적 표현을 효과적으로 사용함으로써 우호적인 분위기를 조성할 필요가 있다.

대화 환경 조성하기

의료진과 환자 간 초기 관계 형성에서는 대화 환경을 조성하는 것이 중요하다. 의사는 환자가 진료실에 들어서는 순간부터 편안함을 느끼고, 의사에 대한 신뢰를 가질 수 있도록 대화 분위기를 형성하려는 노력을 기울여야 한다. 의료진과 환자의 관계는 단순히 정보 교환이 아니라 정서적 교감을 포함하는 상호 작용의 과정이라는 점을 인식하고, 환자와의 대화를 이끌어 나가도록 한다.

환영받는 느낌을 갖도록 인사하기

심리학에서는 먼저 제시된 정보가 추후 알게 된 정보보다 더 강력한 영향을 미치는 현상을 초두 효과(primary effect)라고 부른다. 먼저 입력된 정보가 나중에 입력된 정보보다 더 기억에 잘 남는다는 것인데, 이는 사람들 간의 관계에서 형성되는 첫인상에도 적용된다. 첫인상은 이후의 관계 형성에 큰 영향을 미치므로, 의료진은 환자를 처음 대할 때 따뜻하고 진심 어린 인사를 건네는 것이 중요하다.

환자가 진료실에 들어올 때, 의사가 환자를 힐끗 보고 바로 시선을 모니터로 돌려 화면을 보면서 형식적으로 "앉으세요"라고 말한다면 환자는 의사가 자신을 사무적으로 대한다는 인상을 받고 거리감을 느끼게 된다. 반면 환자와 눈을 2~3초가량 마주치고 따뜻한 눈빛을 보내며 부드러운 미소로 인사를 나누면, 환자는 자신이 환영받고 있다는 느낌을 받을 수 있다. 이때 중요한 것은 형식적인 인사에 그치기보다는 환자가 긴장을 풀고 편안함을 느낄 수 있도록 최대한 진심이 담긴 표현을 사용해야 한다는 점이다. 진료실에 들어서는 환자는 불안과 긴장으로 경직되어 있는 경우가 많은데, 친절한 환영 인사는 환자의 정서적 안정을 유도할 뿐만 아니라 환자가 자신의 건강 문제를 솔직하게 이야기하도록 돕는 역할을 한다.

환자가 선호하는 호칭 사용하기

우리나라는 자유롭게 이름을 부르며 대화하는 문화가 아니다 보니, 상대를 불러야 하는 경우 어떠한 호칭을 사용하는 것이 적절할지 고민하게 되는 경우가 많다. 한편 가족적이고 친근함을 강조하는 문화적 배경 속에서는 친족 관계가 아닌데도 '이모', '삼촌', '아버님', '어머님' 등의 호칭을 사용하는 경우를 심심치 않게 볼 수 있다. 병원에서도 의료진이 환자를 부를 때 이러한 호칭을 사용하면 친근하게 느끼는 환자가 있을 수 있다. 그런데 오히려 격식 있는 표현을 원하는 환자들은 이를 불편하게 여기거나 불쾌

하게 생각하는 경우도 있으므로 주의가 필요하다.

연령, 문화적 배경, 사회적 지위에 따라서 선호하는 호칭이 다를 수 있으며 환자의 자존감과도 밀접한 관련이 있으므로, 환자의 정체성을 존중하는 호칭을 선택하는 것은 단순한 언어적 표현 이상의 의미를 가진다. 즉, 상대를 부르는 호칭에 따라 관계 형성에도 영향을 줄 수 있으므로, 초기 관계 형성 시에는 이러한 부분도 세심하게 살펴야 한다. 일반적으로는 이름 뒤에 '님'이나 '씨'를 붙여서 'OOO 님' 혹은 'OOO 씨'라고 부르거나 '환자분'과 같은 호칭을 사용하는 것이 무난하다. 혹은 환자에게 어떤 호칭으로 불리기를 원하는지를 물어보고, 원하는 호칭을 사용하는 것이 효과적인 경우도 있다.

간호사: 안녕하세요. 제가 어떻게 불러드리면 좋으실까요?
환자: 아 네, 그냥 김 선생님이라고 불러 주세요.

위 사례에서 간호사는 환자의 호칭을 본인이 지정하지 않고, 환자에게 원하는 호칭을 직접 묻는 방식으로 환자를 존중하는 대화를 하고 있다.

환자에게 관심 표현하기

가벼운 관심사로 주의 환기하기

환자가 병원을 방문하는 것은 건강상의 문제 때문이므로 불안감과 긴장감이 높은 상태에 놓여 있을 가능성이 높다. 따라서 처음부터 직접적으로 환자의 상태와 관련한 이야기를 꺼내기보다는 가벼운 관심사를 언급하면서 환자의 긴장을 풀어 주는 것이 좋다. 예를 들어 날씨나 병원까지 오는 교통편 등과 관련된 대답하기 쉽고 간단한 주제를 선택해 환자의 긴장을 누그러뜨리면서 자연스럽게 진료 상황으로 끌어들이도록 한다.

또한 환자에게 가볍게 관심을 표현할 수 있는 수준의 개인적 특성을 언급하면 환자와의 관계를 더욱 돈독하게 만드는 데 도움이 된다. 환자는 자신의 개별적인 특성이 존중받는다고 느낄 때 의료진과의 관계에서 더 높은 만족도를 보이는 경향이 있다. 특히 환자와 처음 만나는 초진의 상황이라면 환자의 가족 관계나 직업, 취미 등 개인적인 부분에 대해 물으면서 관심을 표현할 수 있으며, 이런 정보는 이후 이어지는 관계 형성에도 영향을 줄 수 있다.

의사: 안녕하세요? 오늘 날씨가 좀 추운데 오시는 데 힘들지

는 않으셨어요?

환자: 네, 일기예보에서 춥다고 해서 따뜻하게 챙겨 입었어요.

의사: 다행이네요. 날씨가 추워지면 일하는 데 어려움은 없으세요?

환자: 주로 실내에서 일을 해서 날씨 영향은 크지 않아요.

위 사례에서 의사는 날씨를 언급하고 환자가 병원까지 오는 데 어려움은 없었는지에 대해 관심을 보이고 있다. 그리고 환자의 업무 환경에 대한 질문을 건넴으로써 환자의 건강에 영향을 줄 수 있는 정보를 파악함과 동시에 환자의 상황에 관심이 있음을 드러내고 있다. 이처럼 환자의 상황이나 개인적 특성에 대한 언급은 환자와의 유대감을 강화하고 이후의 진료 과정에서도 의사에 대한 신뢰를 바탕으로 진료에 참여하도록 유도한다.

건강에 대해 염려 표현하기

의료진과 환자와의 관계에서는 무엇보다 질병에 대한 치료가 중요하므로, 의료진이 환자의 건강 상태에 관심을 보이고 신경을 쓰고 있다는 인상을 주면, 신뢰를 형성하는 데 도움이 된다. 특히 이전의 진료 기록을 참고해 환자의 건강 변화를 묻는 것이 효과적인 방법인데, 환자의 현재 상태에 대한 관심의 표현이 환자의 치료 순응도를 높이는 데에도 긍정적인 영향을 줄 수 있다.

의사: 이전 병원에서 촬영하신 사진을 보니, 걷고 나면 무릎에 통증이 심하셨을 것 같은데요. 지금은 좀 어떠세요?

환자: 아주 심했을 때하고 비교하면 참을 만은 한데 여전히 통증이 있어요. 밤이 되면 더 심해지고요.

위 사례에서 의사의 질문을 들은 환자는 처음 만나는 상황임에도 의사가 자신의 이전 상태에도 관심을 가지고 있으며 치료를 위해 여러 가지를 고려하며 주의를 기울이고 있다는 느낌을 받게 될 것이다.

준언어·비언어적 표현 활용하기

사람들이 소통할 때는 언어적 메시지도 중요하지만 실제로는 준언어적 · 비언어적 메시지에 대한 의존도가 70%에 이르는 것으로 알려져 있다(Barnum & Wolniansky, 1989). 특히 심리적으로 불안함과 두려움을 느끼는 환자들의 경우에는 이러한 준언어적 · 비언어적 표현에 다소 민감하게 반응하는 경향이 있으므로, 의사소통 시 더욱 주의를 기울여야 한다. 실제로 환자들은 의사가 환자들에게 기대하는 것의 대부분을 비언어적 메시지를 통해 인식하는 경향이 있다고 한다(Friedman, 1979). 의사의 밝은 표정, 빈번한 눈 맞춤, 고개 끄덕임, 제스처 등의 신체 언어가 환자로 하여금 공감성, 신뢰성, 친절성과 같은 만족도를 평가하는 데 크게 작용한다는 것이다(Parker et al., 2009). 또한 환자들은 의사의 말투나 말하는 속도, 높낮이 등의 준언어를 통해서 의사의 자신감이나 성실성을 확인하기도 하고, 심지어는 의사와 환자와의 거리나 공간적 위치 등을 통해서도 친절함이나 따뜻함 등을 느끼기도 한다(김봉철 · 박진영, 2013).

준언어적 표현 적절히 활용하기

준언어적 표현에는 어조(tone), 속도, 억양, 강세 등이 포함되며, 이는 의사의 말에 감정을 더하고 신뢰감을 형성하는 데 중요한 역할을 한다.

우선 어조의 경우, 환자에게 편안함과 신뢰감, 안정감을 주는 따뜻하면서도 차분한 어조를 사용하는 것이 좋다. 그리고 상황에 따라 어조를 조절하는 것도 필요한데, 환자에게 설명을 할 때에는 진지하고 신뢰감 있는 어조를 사용하고, 환자의 질문에 대답을 할 경우에는 명확하면서도 밝은 어조를 사용하도록 한다.

속도의 경우에는 적절한 속도를 일관되게 유지하되, 중요한 정보를 강조할 때에는 속도에 변화를 주거나 조절할 수 있다. 예를 들어 중요한 정보는 천천히 말하고 반복해서 말하는 것이 효과적이다. 환자가 설명을 충분히 이해했는지를 확인할 때는 의도적으로 말을 잠시 멈추고 기다릴 수도 있다.

억양과 강세도 상황에 맞게 사용하는 것이 명확한 의사소통을 위해 필요하다. 설명할 때는 평서형으로 전달 목적을 분명히 달성할 수 있도록 하고, 환자에게 질문을 할 때에는 의문형으로 물음의 의도가 분명히 드러나도록 한다. 중요한 정보나 개념을 설명할 때는 강세를 두어서 강조의 의미를 드러내는 것이 좋다.

비언어적 표현 적절히 활용하기

비언어적 표현에는 눈 맞춤, 자세, 표정, 몸짓과 손짓 등이 있는데, 특히 환자들은 의료진의 밝고 미소 띤 표정, 진료 시 환자와의 눈 맞춤 등을 중요하게 인식한다(김봉관 · 이광호, 2009). 이는 앞서 대화 환경을 조성할 때 환자가 환영받는 느낌을 가지도록 하는 데에도 중요한 요소였으므로 더욱 주의를 기울일 필요가 있다.

자연스러운 시선 교환을 통한 눈 맞춤은 환자가 안정감과 관심을 받고 있음을 느끼게 하는 표현 방법이다. 환자의 눈을 피하지 말고 2~3초간 따뜻하게 응시하는 것만으로도 환자가 신뢰감을 형성하는 데 영향을 줄 수 있다. 한편 눈높이를 맞추어서 대화를 이어 나가는 것은 대등한 관계라는 느낌을 주어 환자가 자신의 이야기를 솔직하게 표현하는 데 도움을 준다.

적절한 표정 관리도 의사소통 과정에 영향을 미치는데, 친근하고 따뜻한 표정, 부드러운 미소, 공감의 표정 등이 특히 의료진에게 요구된다. 사실 비언어적 표현은 단독으로 사용되기도 하지만, 언어적 · 준언어적 표현과 어우러져서 사용되는 경우도 많으므로 전달하는 내용이나 상황에 맞는 적절한 표정을 짓는 것이 중요하다. 다소 심각한 내용을 설명하는 경우라도 의료진의 표정이 너무 굳어 있거나 무거우면 환자가 더 긴장하게 된다는 점을 고려해 표정을 조절할 필요가 있다.

다음으로 의사의 자세도 중요한데, 환자의 말을 주의 깊게 듣고 수용할 준비가 되어 있음을 나타내기 위해서는 개방적인 자세를 취하는 것이 좋다. 개방적인 자세는 환자 쪽으로 몸을 기울이고, 팔을 내려 자연스럽게 가슴을

여는 것으로, 이러한 자세를 보는 환자도 경계를 허물고 편안한 마음으로 대화에 참여하는 것을 가능하게 한다.

한편 몸짓이나 손짓 등의 사용에도 주의를 기울일 필요가 있는데, 환자를 가리킬 때에는 손가락보다는 손바닥을 펴 보이는 손동작을 사용하는 것이 상대를 존중한다는 느낌을 준다. 다만 불필요하거나 과도한 동작은 자칫 산만하고 부적절한 느낌을 줄 수 있으므로 지양해야 한다.

참고문헌

김봉관 · 이광호(2009). 의료서비스제공자의 비언어적 커뮤니케이션이 고객지향성, 고객만족, 장기적 관계지향성, 구전 의도에 미치는 영향. ≪마케팅논집≫, 17(3), 29-64쪽.

김봉철 · 박진영(2013). 의사 커뮤니케이션에서 언어적 메시지와 비언어적 메시지의 상대적 중요도에 대한 탐색적 고찰-AHP를 적용한 의사와 환자의 인식비교. ≪PR연구≫, 17(3), 472-503쪽.

Barnum, C. & Wolniansky, N.(1989). Taking Cues From Body Language. *Management Review, 78*(6), pp.59-61.

Friedman, H. S.(1979). The concept of skill in nonverbal communication: Implications for understanding social interaction. In R. Rosenthal(Ed.), *Skill in nonverbal communication: Individual difference*. Cambridge, MA: Oelgeschlager, Gunn & Hain.

Parker, P. A., Aaron, J., & Baile, W. F.(2009). Breast cancer: Unique communication challenges and strategies to address them. *The Breast Journal, 15*, pp.69–75.

02

병력 청취 질문 전략

의료진은 적절한 질문을 통해 환자나 보호자로부터 필요한 정보를 수집하는 병력 청취를 효과적으로 수행해야 한다. 의사는 우선 주증상에 중점을 두어 주증상의 위치와 양상, 발현 시기, 악화 및 완화 요인 등의 병력을 구체적으로 질문한다. 그다음 주증상과 관련된 동반 증상, 과거력, 가족력, 사회력 등으로 질문의 범위를 확장한다.

환자 병력을 체계적으로 질문하기

환자의 병력을 청취할 때에는 체계를 세워 순서대로 하는 것이 효과적이고 바람직하다. 질문은 주증상을 먼저 확인하고 이에 대한 상세한 현 병력을 확인한 뒤에 주변적인 요소, 즉 과거력, 가족력, 사회력 등으로 확대해 나가는 것이 효과적이다.

증상 관련 질문

환자의 병력을 청취할 때, 우선적으로 주증상과 이에 대한 현 병력에 초점을 두어 질문하는 것이 좋다. 진단에 필요한 정보를 효과적으로 수집하기 위해, 어디가 언제 어떻게 아픈지 확인해야 한다. 현 병력에 대해서는 다음 대화 예시와 같이 ① 시작 시점, ② 위치, ③ 지속 시간, ④ 양상, ⑤ 악화/완화 요인, ⑥ 동반 증상, ⑦ 경과까지 체계적으로 질문한다.

> 의사: 안녕하세요. 오늘 어떤 문제로 오셨나요?
>
> 환자: 요즘 계속 배가 아프고, 소화가 잘 안 되는 것 같아요.
>
> 의사: 그렇군요. 배가 아픈 건 언제부터 시작되었나요? [① **시작 시점**]
>
> 환자: 한 사흘 전쯤부터요. 특별한 일은 없었는데 갑자기 아

프기 시작했어요.

의사: 통증은 배의 어느 부위에서 느껴지시나요? [② **위치**]

환자: 주로 명치 부위에서 아파요. 윗배 중앙 쪽이요.

의사: 통증은 계속 지속되나요, 아니면 잠깐 있다가 없어지기도 하나요? [③ **지속 시간**]

환자: 보통 한번 아프기 시작하면 한 시간 정도는 계속 아픈 것 같아요. 완전히 가라앉지는 않고요.

의사: 통증은 어떤 식으로 느껴지세요? 예를 들면 쥐어짜는 느낌인지, 찌르는 느낌인지요? [④ **양상**]

환자: 쑤시고 조이는 것처럼 느껴져요. 누르면 더 아픈 것 같고요.

의사: 통증이 심해지거나 완화되는 상황이 있을까요? 예를 들면 식사 전후라든지, 자세에 따라 다르다든지요? [⑤ **악화/완화 요인**]

환자: 주로 식사하고 나면 더 심해져요. 특히 기름진 음식을 먹고 나면요. 공복일 때는 좀 덜해요.

의사: 함께 나타나는 다른 증상은 있으신가요? 예를 들면 구역질, 속 쓰림, 트림, 체한 느낌 같은 건요? [⑥ **동반 증상**]

환자: 속이 더부룩하고, 트림이 자주 나요. 구역질까지는 아닌데 소화가 잘 안 되는 느낌이 계속 있어요.

의사: 사흘 전부터 점점 심해지고 있는 건가요, 아니면 증상이 비슷하게 유지되고 있나요? [⑦ 경과]

환자: 처음보다 점점 더 아파지는 것 같아요. 특히 어제부터는 자꾸 신경이 쓰여서 밥도 잘 못 먹겠더라고요.

현 병력에 대한 일차적인 확인을 한 뒤에는 이에 대해 좀 더 구체적이고 상세하게 확인을 하는 것이 좋다. 예를 들어 증상의 위치에 대해서는 환자에게 직접 손으로 짚어 달라고 요청할 수 있다. 증상의 양상에 대한 환자의 표현이 모호하다면, "욱신거리나요? 바늘로 찌르는 느낌인가요? 쥐어짜는 느낌인가요?"와 같이 구체적인 예를 들어 질문하는 것이 도움이 된다. 통증은 객관적인 수치로 파악해 기록하는 것이 효과적이다. 예를 들어 통증의 정도는 '없다'를 0으로 하고 '매우 심하다'를 10으로 하여 숫자로 질문해 파악할 수 있다. 환자에게 "지금 느끼고 계신 통증의 정도를 0부터 10까지의 숫자로 표현해 주세요. 0은 통증이 전혀 없음을, 10은 상상할 수 있는 가장 심한 통증을 의미합니다"라고 질문한 후, 환자가 7이라고 응답하면, 현재 통증이 7/10 정도로 강하게 느껴진다고 파악하면 된다.

동반 증상과 위험 요인 질문

주증상과 관련된 사항을 확인한 후에는 동반 증상과 위험 요인에 대해서도 질문해 증상을 보다 구체적으로 파악해야 한다. 첫째, 증상과 관련된 징후나 동반 증상에 대해 질문한다. 둘째, 육체적 변화나 자율신경적 변화 등에 대해 질문한다. 체중 변화, 식욕이나 소화력의 변화, 수면 상태의 변화, 열이 나거나 추위를 느끼는지에 대한 여부, 대소변 상태나 배뇨 증상 변화 등이 있다. 셋째, 증상을 악화하거나 완화할 가능성이 있는 위험 요인이나 조절 인자에 대해 질문한다. 주변 요소에 대한 질문 예시는 다음과 같다.

의사: 알겠습니다. 혹시 속 쓰림이나 소화 불량 같은 증상이 함께 나타나나요? [동반 증상]

환자: 네, 가끔 속 쓰림도 있어요.

의사: 지난 한 달 동안 체중에 변화가 있거나 다른 건강상의 변화는 없으셨나요? [육체적 변화]

환자: 체중이 약간 줄었어요. 한 2kg 정도요.

과거력과 가족력 질문

현 병력에 대한 질문 다음에는 과거력과 가족력을 현 병력과 연계해 질문한다. 첫째, 기저 질환, 과거 진단, 수술, 입원, 사고 경험 등에 대해 질문한다. 둘째, 가족의 유전적 질환이나 관련 질병 등 가족력에 대해 질문한다. 다음 대화는 의사가 환자의 과거력과 가족력에 대해 질문하는 예시다.

의사: 평소에 고혈압, 당뇨, 심장 질환 같은 만성 질환을 앓고 계신 건 없으신가요? [기저 질환] 평소 복용 중인 약이 있거나, 최근에 드셨던 약은 있으신가요? [약물 복용력]

환자: 혈압 약이랑 고지혈증 약 먹고 있어요. 비타민이랑 영양제도 좀 먹고요.

의사: 과거에 소화기 질환이나 위장 문제로 진단을 받거나 수술받은 경험이 있으신가요? [과거력]

환자: 아니요, 특별히 그런 적은 없었습니다. 수술은 받은 적도 없고요.

의사: 혹시 가족 중에 위암, 대장암 같은 질환으로 치료받으신 분이 계신가요? [가족력]

환자: 아버지께서 위궤양이 있으셨어요.

의사: 알겠습니다. 지금 말씀해 주신 내용을 참고해서 더 정확히 진단할 수 있도록 검사를 진행하겠습니다.

이상의 질문을 통해 환자의 병력과 관련된 정보를 체계적으로 수집할 수 있다. 이와 더불어 환자의 질병 유형에 따라 필요한 경우 환자의 경력, 직업, 가족, 거주지 등과 같은 사회 경제적 특성 등에 대해 추가적인 질문을 할 수 있다. 또한 환자의 취미, 알레르기, 기호식품, 식습관, 흡연과 음주 여부 등 생활 방식에 대해서도 질문할 수 있다.

병력 청취를 위한 질문 유형 활용하기

병력 청취 질문은 크게 개방형 질문과 폐쇄형 질문으로 나뉜다. 개방형 질문은 상대가 자유롭게 대답하도록 하는 것이고, 폐쇄형 질문은 구체적인 내용을 묻는 단답형 질문과 몇 개의 선택지를 제시하고 그중 적절한 답변을 요구하는 선택형으로 나뉜다. 진단 목적과 환자의 답변 수준을 고려해 적절한 질문 방법을 선택한다.

개방형 질문

질문 유형을 선택할 때는 증상의 긴급 여부나 환자의 수준 등을 고려한다. 긴급한 증상이 아니고 환자의 감정이나 심리 상태까지 확인하고자 할 때는 개방형 질문을 사용한다. 개방형 질문을 사용하면 환자가 자유롭고 편하게 말하면서 자신의 걱정이나 생각을 충분히 답변할 수 있다.

하지만 답변이 장황해지거나 주제를 벗어날 수 있다. 개방형 질문의 사례는 다음과 같다.

"요즘 몸 상태나 건강에 대해 걱정되는 부분이 있으셨나요?"
"식사와 관련해서 요즘 느끼시는 불편함을 자유롭게 말씀해 주세요."
"이 증상으로 인해 스트레스를 많이 받거나 기분 변화가 생기신 적은 있나요?"
"이 증상에 대해 걱정되시는 부분이 있다면 편하게 말씀해 주세요."

폐쇄형 질문

환자가 개방형 질문에 답변을 잘하지 못할 경우에는 폐쇄형으로 전환해서 질문한다(이명선 외, 2023). 폐쇄형 질문은 환자가 답변하기 용이하고, 필요한 정보를 직접 질문해서 정확한 정보를 신속하게 얻을 수 있다. 문제를 적시에 빨리 파악할 수 있어 응급 상황에 효과적이다. 하지만 환자에게 성급한 대답을 강요하고, 답변의 범위를 제한해 감정이나 심리 상태 등에 대한 정보를 얻는 데 한계가 있다. 폐쇄형 질문을 할 때는 원하는 정보를 신속하게 얻기 위한 단답형 질문과, 예시를 제시하고 고르게 하는 선택형 질문을 적절하게 사용한다.

(개방형) "어디가 불편해서 오셨나요?"

(단답형) "지금 가장 불편한 곳은 어디인가요?", "맨 처음 어디가 아팠나요?"

(선택형) "꾹 누르는 듯 아프세요? 쥐어짜듯 아프세요? 아니면 찌르듯 아픈가요?

선택형 질문의 경우 환자가 실제 증상이 아니라 의료진이 원하는 모범 답안을 말하는 경향이 있으므로 유의해야 한다(Haferlach, 2007).

병력 청취에서 비생산적 질문 피하기

환자의 병력을 청취할 때는 부적절하거나 비생산적인 질문을 하지 않도록 유의해야 한다(Geisler, 2008). 이를 위해서는 다음과 같은 사항을 유의해야 한다.

첫째, 유도 질문은 피해야 한다. 유도 질문은 의사의 선입견이나 희망적 생각이 담기게 되고 이에 환자는 심리적 압력을 느껴 의식적으로 혹은 무의식적으로 의사가 원하는 유도된 답변을 하게 된다. 예를 들어 "많이 좋아지신 것 같죠? 이 정도면 거의 다 나으신 거 아닐까요?"라고 질문하면 환자는 "예"라고 대답하도록 유도되어 실제 상태보다 증상을 축소해 말할 수 있다. 또는 "스트레스는 크게 없으신 거죠?", "이 정도면 일상생활은 무리 없으셨을 텐데요?"라고 질문하면 환자는 자신의 불편한 감정을 드러내기 어렵다.

둘째, 복수의 질문을 하지 않도록 유의한다. 환자에게 여러 개의 질문을 한 번에 하면 환자가 제대로 답을 하기가 매우 어렵고, 결국 각각의 질문에 대한 답을 제대로 듣기 위해 의사는 같은 질문을 여러 번 다시 하게 되면서 진료의 효율성이 매우 저해된다. 가령 환자에게 "아직도 복통이 있고 대변도 검은색인가요?"라고 질문하면 환자는 무엇부터 말해야 할지 혼란스러울 것이다. 진료 시간에 쫓기더라도 질문은 각각을 적절히 나누어 차근차근 확인하는 것이 오히려 효율적인 경우가 많다.

셋째, 환자를 도덕적으로 판단하는 내용이 질문에 섞이지 않도록 유의한다. 예를 들어 당뇨병 환자에게 "수박같이 당뇨에 안 좋은 과일을 언제부터 절제하지 못하고 많이 드셨나요?"라고 의사의 판단이 들어가는 질문을 하거나 "도대체 왜 비이성적으로 술을 마십니까?"와 같이 책망하는 표현이 질문에 섞이지 않도록 유의한다.

참고문헌

이명선 외(2023). 『환자중심 의료커뮤니케이션 길라잡이』. 토일렛프레스.

Geisler, L.(2002). *Arzt und patient-begegnung im gespräch.* pmi Verlag AG. 백미숙 옮김(2008). 『의사와 환자의 대화』. 백산서당.

Haferlach, T.(1994). *(Das)Arzt - Patient- Gespräch.* Zuckschwerdt Verlag. 백미숙 옮김(2007). 『일방통행하는 의사 쌍방통행을 원하는 환자: 환자와의 원활한 소통을 위한 의료커뮤니케이션』. 굿인포메이션.

03

병력 청취 경청 전략

환자의 말을 경청하는 것은 정확한 진단을 내리고 환자와 올바른 관계를 맺기 위해 매우 중요한 일이다. 경청을 위해 가장 중요한 것은 정보 수집이 아니라 환자의 인격적 내면에 집중하는 태도다. 환자의 말을 경청할 때는 의학적 정보뿐만 아니라 환자의 심리 사회적 정보에도 귀를 기울여야 한다. 특히 환자 언어의 표면적 의미뿐만 아니라 그 이면에 담긴 목소리를 들을 수 있는 통찰을 갖추어야 한다.

환자의 말을 끊지 않고 듣기

환자의 말을 경청하려면, 환자의 말을 끊지 않고 충분히 듣는 태도가 필요하다. 말 끊기는 경청과 반대되는 것으로 의사와 환자의 대화에 방해가 되는 가장 주요한 요인이며, 환자의 감정을 거스르는 극단적인 듣기 행위다. 미국 미시간주 디트로이트의 웨인 주립대학교 의과대학(Wayne State University School of Medicine, WSUSOM)에서 74세트의 진료 비디오를 녹화해 분석한 결과, 환자의 발화는 평균 18초 만에 의사에 의해 중단되었다고 한다. 또한 캘리포니아대학교 로스앤젤레스 분교 (University of California, Los Angeles, UCLA) 노먼 커진스(Norman Cousins) 박사가 563명의 설문을 분석한 연구에 의하면, 환자들이 담당 의사를 교체하는 가장 큰 이유는 "나는 내 담당 의사가 내가 겪는 고통에 대한 설명을 전혀 들으려 하지 않는다는 인상을 받았다"(Geisler, 2008)는 것이다.

수평적인 구도의 일상 대화와 달리, 의료진은 전문적인 정보를 가지고 있으므로 힘의 수직적인 비대칭성이 발생한다. 환자의 말을 대수롭지 않게 여기고, 갑자기 말을 끊거나 다른 화제로 변경하거나 다른 의료진과 대화를 나누는 경우가 있다. 환자가 현재 말하고 있는 화제를 의료진이 다른 주제로 변경하면, 환자는 존중받지 못한다는 느낌을 받을 수 있다(Goldberg, 1990).

의료진은 환자와 대화할 때, 갑자기 말을 끊거나 끼어들어 질문을 하거나 다른 요청을 해 대화를 통제하지 않도록 유의한다. 다음은 의사가 중간에 계속 환자의 말을 끊으며 대화를 독점하는 예시다.

환자: 이번 치료 과정에서 궁금한 게 많습니다. 제가 다른 치료도….

의사: [말 끊기] 네, 그 부분은 저희가 알아서 진행할 겁니다.

환자: 회사의 보험 처리도 먼저 알아봐야 하고….

의사: [**말 끊고 화제 변경**] 지금 보험 처리 말씀하실 때가 아니고요. CT 촬영 준비하세요.

위 대화는 의사가 환자의 말을 계속 끊음으로써 의사와 환자 사이의 의사소통이 원활히 이루어지지 않는 상황을 보여 준다. 환자는 말을 끊는 의사의 태도로 인해 자신의 의견을 충분히 표현하지 못하고 있다. 물론 실제 임상 현장에서는 환자가 너무 장황하게 불필요한 정보를 늘어놓을 수도 있고, 질병 파악에 도움이 되지 않는 감정적 호소를 과도하게 하는 경우도 있다. 이런 경우에라도 의료진은 환자에 대한 예의를 갖춰, 필요한 정보에 대해 질문하면서 적절하게 대화를 전개해 나갈 필요가 있다.

의사는 가급적 환자의 말을 끊지 않고 다 들은 다음 적절한 시점에 대화의 순서를 교대해야 한다. 감정적인 마찰 없이 자연스럽게 대화 순서가 교체되는 시점을 '교체 적정 지점'이라고 한다. 적절한 대화를 위해서는 환자의 말이 끊어진 이후 1초 정도 휴지를 두어 교체 적정 지점이 되었는지 확인하는 것이 좋다.

효과적인 경청을 위해 의사나 간호사는 대화를 독점하지 않고 적절한 발언 길이를 유지해야 한다. 대화는 순서를 교대하는 것이므로 전문가라고 혼자 장황하게 이야기하지 않도록 유의한다. 발언이 끝났을 때는 자신의 발언이 끝났음을 알리기 위해 명확한 마무리 신호를 사용하는 것이 좋다. 이때 "이상입니다." 또는 "어떻게 생각하세요?"와 같은 표현을 사용해 환자에게 차례를 넘긴다. 의료진의 말과 환자의 말이 겹치는 경우가 있다. 이를 대화 중첩이라고 하는데, 경청할 때는 환자가 먼저 발언하도록 양보해 먼저 말할 기회를 준다.

증상과 관련된 정보 듣기

환자를 정확하게 진단하고, 가장 적합한 처방을 하기 위해서는 환자의 말에 담긴 정보를 구체적이고 정확하게 파악해야 한다. 이를 위해 의료진은 환자의 발화에서 증상과 직접적으로 관련된 정보, 동반 증상이나 위험 요인과 관련된 정보, 과거력이나 가족력에 대한 정보를 세심하게 듣고 확인한다. 그러나 환자를 제대로 올바르게 이해하기 위해서는 환자의 질병에 대한 객관적 정보만으로는 부족하며, 환자의 감정과 처한 상황 등에 대한 정보도 정확하게 파악하려는 노력이 필요하다.

의료진은 병력 청취를 할 때 정해진 시간 내에 신속하게 마치려는 경향이 있다. 진료 예약 일정은 촘촘하게 잡혀 있고, 진료실 밖에는 환자들이 진료를 오랜 시간 기다리고 있다. 이런 현실적인 상황을 고려하면 환자 한 명에게 오랜 시간을 들여 충분한 대화를 하며 병력을 청취하는 것은 쉽지 않다. 그렇다고 시간 낭비를 하지 않기 위해 충분히 경청하지 않고 급하게 시간에 쫓겨 성급한 결론을 내리는 것은 주의해야 한다. 굳이 진료 시간을 늘리지 않더라도 질환에 대한 정보 수집에서 환자에 대한 종합적 이해로 진료의 관점을 바꾸면 더욱더 효과적이고 바람직한 병력 청취를 할 수 있다.

환자의 문제에 대해서는 의학적 측면뿐 아니라 심리 사회적 측면까지 헤아려 듣는 환자 중심의 경청이 필요하다. 양 측면에서 문제를 살피는 것이 질병 진단과 치료 방침을 정하는 데 도움이 된다.

이성과 근거 중심(evidence based)적 사고를 중시하는 의학적 측면에서는 환자를 단지 질환을 가지고 있는 객관적 대상으로 보는 경향이 있다. 즉, 환자에게서 관찰되는 증상, 징후, 주요 사건 등의 객관화된 사실에 초점을 두어 진료한다. 예를 들면 의료진은 언제 발열이 시작되었는지, 최근에 증상이 심해진 경우가 있는지 등 객관적 정보에 중점을 두어 경청을 하려는 경향이 있다.

이와 달리 심리 사회적 측면에서는 환자를 질환과 연관된 다각도의 의미를 가진 전인적 인격체로 본다. 신체의 치료뿐만 아니라 환자의 질병이 삶에 미치는 영향, 질병에 대한 두려움, 치료에 대한 기대까지 환자의 심리적 · 사회적 측면의 메시지에 초점을 두어 듣는다(한국의과대학 · 의학전문대학원협회 · 대한의료커뮤니케이션학회, 2012: 86). 예를 들면, 환자의 말에서 질병으로 인해 걱정되는 점, 이 질병이 환자의 가정이나 직업에 미칠 영향 등 환자의 심리적 반응과 사회적 처치에 중점을 두어 듣는다.

이 두 관점은 대립적이라기보다 보완적이므로 통합해

서 사용해야 한다. 그러면 다음 예시와 같이 환자의 질병에 대한 정보를 효과적으로 파악할 수 있을 뿐만 아니라, 환자의 치료 동기나 치료 순응도를 높이는 등 심리적 차원의 도움을 받을 수 있다. 또한 가족이나 직장 등의 치료 지원 체계까지 파악할 수 있어서 포괄적인 진단과 치료에 도움이 된다.

[의학적 측면의 정보 듣기]

의사: 어느 부위가 불편하신가요?

환자: 요즘 계속 허리에 통증이 있어요.

의사: 언제부터 그런 증상이 나타났나요?

환자: 택배 일을 하거든요. 한 달 전부터 조금씩 느꼈는데, 최근에는 더 심해졌어요.

[앞의 대화에 이어서 심리 사회적 측면의 정보 듣기]

의사: 치료에 대해 걱정되는 부분이 있나요? 어떤 점이 가장 부담스럽게 느껴지세요?

환자: 허리 통증이 너무 심해서 일을 계속할 수 있을지 모르겠어요. 애가 고3인데 큰일이네요.

의사: 허리도 아픈데 가족을 책임지셔야 한다는 부담이 큰 상황이라 더 불안하실 것 같아요. 이 문제에 대해 가족이나 가까운 분들과 이야기를 해 보셨나요? (생략)

이 대화에서 의사는 단순한 병력 청취에서 나아가 환자가 처한 상황, 질병으로 인한 걱정과 두려움 등 환자의 전반적인 삶을 이해하는 통합적 경청을 하고 있다. 초기 병력 청취 단계에서부터 생의학적 정보와 함께 환자의 심리적·사회적 요인까지 고려해야 최적의 치료 전략을 수립할 수 있다. 이와 더불어 환자의 불안감을 줄이고 의료진과 환자 간 신뢰를 구축하는 데도 도움이 된다.

환자의 마음을 추론하여 듣기

병력 청취 상황에서 환자의 말을 들을 때, 의료진은 표면적 의미의 이면에 있는 내면적 의미까지 추론해서 들을 수 있어야 한다. 앞서 환자가 "허리 통증이 너무 심해서 일을 계속할 수 있을지 모르겠어요. 애가 고3인데 큰일이네요"라는 말에 담긴 표면적인 정보 중 의사에게 필요한 것은 "허리 통증이 심하다" 정도다. 가족 관계나 업무에 미치는 지장은 환자를 진단하고 치료하는 데 부차적인 정보에 불과하다. 모든 말에는 사안을 설명하는 정보 외에 화자와 청자의 관계에 대한 정보나 화자가 진심으로 바라는 바 등 여러 의미가 복합적으로 들어 있다. 이런 복합적인 의미를 추론하는 데 실패하면, 환자와 신뢰를 바탕으로 한 치료 관계를 구축하는 데 한계가 있을 수 있다.

말에는 네 가지 메시지가 동시에 발생하므로 청자는 네 개의 귀를 가져야 한다고 했다. 예를 들어 아들을 그리워하는 엄마가 "네가 오니 좋구나"라고 말하면, 첫째, 현재 사안을 표면적으로 가리키는 '네가 와서 좋다'라는 '사안 내용'의 메시지가 있다. 둘째, 자신의 감정과 정체성을 가리키는 '나는 외로워'라는 '자기 묘사'의 메시지가 있다. 셋째, '너는 내게 소홀해'라는 상대와 나의 관계를 가리키는 '관계'의 메시지가 있다. 넷째, '나를 자주 찾아와 줘'라는 상대에게 바라는 '호소'의 메시지가 있다(Schulz von Thun, 1981; Geisler, 2008: 90-92 재인용).

여기서 '사안 내용'은 청자인 의료진이 중시하는 '허리 통증이 심하다'라는 사실적 정보다. '관계'와 '호소'는 환자가 중시하는 메시지다. 이 차이에서 오해가 발생하므로 사실적 정보와 더불어 환자의 관계 메시지와 호소 메시지에 주목해야 한다. 환자가 말한 사실적 정보를 이해할 뿐만 아니라 그 이면의 말해지지 않은 것, 행간의 의미를 추론해서 들어야 한다. 이때 환자의 비언어적 메시지를 살펴야 한다. 환자의 표정, 몸짓, 말투와 같은 비언어적 단서를 관찰해, 환자의 숨겨진 걱정이나 불안 등 환자가 말하지 않은 부분도 미루어 파악한다. 이를 앞의 대화 사례에 적용해 구체적으로 살펴보면 다음과 같다.

자기 묘사의 메시지

환자의 "허리 통증이 너무 심해서 일을 계속할 수 있을지 모르겠어요. 애가 고3인데 큰일이네요"라는 말은 단순한 증상 보고를 넘어, 생계를 책임지는 가장과 아이를 책임지는 부모라는 환자의 정체성이 담겨 있다. 이러한 정체성에서 비롯되어 직무를 수행하지 못해 가장의 역할이 어려울 수 있다는 불안감과 자녀의 학업 지원을 감당해야 한다는 책임감에서 오는 심리적 압박을 파악해야 한다.

관계의 메시지

그 말에는 의사를 단지 치료를 제공해 주는 사람을 넘어, 자신의 어려움을 이해할 수 있는 사람으로 보는 관계의 메시지가 담겨 있다. 허리 통증에 대한 증상을 말하고 있지만, 자신이 처한 사회적 상황과 마음의 어려움까지 공유하려는 태도를 보이고 있다. 이렇게 자신의 삶의 맥락을 전해 의사가 앞으로 자신의 신체 치료를 맡을 때, 삶의 처지를 충분히 이해하고 배려해 줄 것이라는 신뢰를 형성하려는 의지를 파악해야 한다.

호소의 메시지

또한 "통증이 너무 심해서 일을 계속할 수 있을지 모르겠다"라는 표현에는 육체적 불편을 넘어 심각한 문제에 처했음을 알려 치료가 긴급하다는 점을 호소하는 메시지가 담겨 있다. "애가 고3인데 큰일이다"라는 메시지에는 치료가 환자 개인의 문제를 넘어 가족 전체의 문제와 연결되어 있음을 부각해, 의료진의 신속하고 적극적인 치료, 일을 계속할 수 있을 정도로 실질적인 회복, 공감적 반응을 요청하는 의미가 포함되어 있음을 파악해야 한다.

참고문헌

한국의과대학·의학전문대학원협회 · 대한의료커뮤니케이션학회(2012). 『의료커뮤니케이션』. 학지사.

Geisler, L.(2002). *Arzt und patient-begegnung im gespräch.* Pmi-Verlag AG. 백미숙 옮김(2008). 『의사와 환자의 대화』. 백산서당.

Goldberg, J. A.(1990). Interrupting the discourse on interruptions: An analysis in terms of relationally neutral, power-and rapport-oriented acts. *Journal of pragmatics, 14*(6), pp.883-903.

04

검사 및 수술을 위한 사전 설명 전략

의료진은 환자를 진료하는 데 필요한 정보를 충분히 제공하면서 효과적으로 설명해야 한다. 검사, 시술 및 수술이 필요한 경우, 사전에 설명의 목적을 먼저 언급하고 진행 절차에 대해 상세하게 설명한다. 설명을 마친 뒤에는 반드시 환자에게 질문할 기회를 제공한다. 진료를 위한 효과적인 사전 설명은 의사와 환자 관계에서 신뢰를 형성하고 환자의 치료에도 도움이 된다.

의료 행위의 목적과 진행 절차 설명하기

환자를 진단하거나 치료하기 위해 검사, 시술 및 수술 등을 시행해야 한다면, 사전에 반드시 환자에게 의료 행위에 대해 설명해야 한다. 환자가 받게 될 의료 행위의 목적과 진행 절차를 설명하는 것은 사전 설명의 기본이다.

의료진은 환자에게 의료 행위를 시행하기 전에 하려는 의료 행위가 어떠한 것인지, 그리고 그 의료 행위를 시행하려는 이유는 무엇인지, 의료 행위를 통해 이루려는 목적은 무엇인지를 설명해야 한다. 이를 통해 환자가 본인에게 가해지는 의료 행위를 제대로 인지하도록 하는 것은 환자의 알 권리와 자기 결정권을 보장하기 위한 가장 기본적인 절차다.

의사: 이번에 요추 MRI 검사 하기로 하셨지요? 이 검사를 하는 이유는 현재 환자분께서 가지고 계신 지속적인 허리 통증의 원인이 무엇인지 보다 정확하게 확인하기 위해서입니다.

병원에서 흔하게 시행되는 의료 행위일지라도 환자 입장에서는 생소하고 낯설 수 있다. 더욱이 검사나 수술은 환자의 비용 부담과 직결되기 때문에 시행하기 전에 환자에게 자세하게 설명할 필요가 있다.

의료 행위의 진행 절차에 대한 설명에는 의료 행위의 목적 외에도 진행 절차 및 방법, 시행 전 유의 사항 등이 포함된다. 설명할 때에는 먼저 의료 행위의 시작과 끝에 대한 전체적인 과정을 시간 순서에 따라 간략하게 설명한 뒤, 이어서 각 단계에 대해 세부적으로 설명하는 것이 좋다. 이때 글로 적은 내용을 보여 주면서 설명하면 환자의 청각과 시각을 동시에 자극해 음성으로만 전달할 때보다 효과적일 뿐만 아니라 환자가 나중에 설명한 내용을 기억하는 데 도움을 줄 수 있다.

진행 절차의 하위 단계에서 특별한 협조 사항이나 주의할 점이 있다면 발화 속도를 늦추고 환자의 이해를 살피면서 천천히 설명하도록 한다. 검사 과정이 길고 복잡하거나 검사를 여러 차례 반복해야 하는 경우, 환자에게 예상 소요 시간을 미리 알려 주면 환자가 검사를 받는 동안 느낄 수 있는 막연한 불안감과 불편함을 줄이는 데 도움이 된다.

간호사: …MRI 검사 진행 절차를 안내해 드리겠습니다. 환자분이 검사실에 들어가시면 기사님의 안내에 따라 침대에 누우실 거예요. 누워 계시면 그 상태에서 자

동으로 둥근 기계 안으로 들어가시게 되고 이후 검사가 시작됩니다. 검사 중에 기계가 작동하면서 '웅-' 하는 소음이 발생하기 때문에 귀마개를 착용하고 검사를 받습니다. 검사 시간은 약 20~30분 정도 소요됩니다. [진행 절차에 대한 설명]

MRI 검사는 검사 장비 특성상 좁고 밀폐된 공간에서 진행됩니다. 혹시 폐쇄된 공간에서 불편함이 심하실 것 같으면 꼭 말씀해 주세요. 그리고 강한 자석을 이용하는 검사이므로, 검사를 받으시기 전에 귀걸이나 목걸이, 시계 같은 금속 액세서리는 모두 제거해 주시고 혹시 치아 임플란트나 심박 조율기 같은 체내 의료 기기를 사용 중이시면 반드시 미리 알려 주시기 바랍니다. 검사 도중 긴급 상황이 생길 경우에 비상 호출 버튼을 눌러 의료진과 바로 소통할 수 있습니다. [검사 전 유의 사항]

잠재적 위험 및 부작용 설명하기

검사, 시술 및 수술의 진행 절차에 대한 설명 외에도 검사 중이나 검사 후에 있을 수 있는 잠재적 위험이나 부작용, 동반되는 통증에 대해서 충분히 설명해야 한다. 특히 검사를 진행하는 과정에서 환자가 갑작스럽게 느낄 수 있는 통증은 환자의 불안감을 가중시킬 수 있으므로 의사는 검사 과정에서 발생할 수 있는 불편감이나 통증을 환자에게 미리 알리고 세심하게 설명해야 한다. 경우에 따라서는 검사를 진행하는 중에 실시간으로 환자의 반응을 살피면서 진행 경과를 설명해야 할 수도 있다.

검사 과정에서 통증이 예상된다면 통증 발생 시점이나 통증의 범위, 통증 지속 시간 등을 미리 설명하고, 검사를 진행하는 중에도 환자에게 통증이 발생하거나 환자가 걱정하고 있는 부분이 있는지 확인해 환자가 안심하고 검사를 받을 수 있도록 배려한다. 아울러 검사 후 나타날 수 있는 동반 현상이나 대처 방법에 대해서도 설명해 이상 증상이 생겨도 불안감 없이 적절히 대처할 수 있도록 한다. 다음은 신경 조영술 중이나 후에 발생할 수 있는 통증, 부작용, 위험성에 대한 의사의 설명 예시다.

의사: 검사를 시작할 때 주삿바늘이 들어가면서 약간 따끔한 느낌이 들 수 있고, 이후 주사를 통해 조영제가 들어가면 조영제가 신경 주위를 자극하면서 허리 또는 다리에 약간의 불편감이나 일시적인 통증이 나타날 수 있습니다. 검사 후에도 일시적으로 통증이나 뻐근한 느낌이 지속될 수 있고 두통이나 어지럼증이 발생

할 수 있습니다. 검사 후에는 하루 정도는 무리한 활동을 피하시는 것이 좋습니다. 만약 시술 부위가 심하게 붓거나 열감이 느껴지거나, 두통이 지속되는 경우에는 반드시 병원으로 연락해 주시기 바랍니다.

이러한 설명을 통해, 환자는 검사 과정에서 자신이 어느 정도의 통증을 감내해야 하는지, 어떤 증상을 의사에게 알려야 하는지 판단할 수 있게 된다.

환자에게 질문 기회 제공하기

의료진은 환자에게 필요한 내용을 설명한 뒤 환자가 이를 명확하게 이해했는지, 그리고 더 궁금한 사항은 없는지 확인하기 위해 질문할 기회를 제공해야 한다. 의료진은 설명하는 도중에 환자가 궁금한 점이나 이해하기 어려운 내용은 없는지 수시로 확인하고, 설명 중 환자가 언제든지 질문할 수 있 수 있도록 편안하면서도 친근한 분위기를 조성해 주도록 한다.

간호사: 지금까지 시술 과정에 대해 설명해 드렸는데 잘 이해되셨나요? 혹시 들으시면서 궁금한 점이나 추가로 설명이 필요한 부분이 있으시면 편하게 바로 물

어보셔도 됩니다.

이 외에도 다른 환자들이 자주 했던 질문을 언급하는 것도 환자가 적극적으로 질문을 할 수 있도록 유도하는 좋은 방법이 될 수 있다.

의사: 이전에 이 검사를 받은 환자분들은 검사 후 통증이 얼마나 지속되는지, 검사 직후에 일상생활에 바로 복귀할 수 있는지에 대해 많이 물어보셨습니다. 환자분도 이와 비슷한 궁금증이 있으시면 편하게 말씀해 주세요.

의료진이 환자에게 질문할 기회를 제공하면 환자가 자신의 질병과 치료 방법에 대해 보다 잘 이해를 할 수 있을 뿐만 아니라 자신이 배려받고 있다는 느낌을 받을 수 있다. 이는 의료진에 대한 신뢰를 향상시키는 것은 물론이고 진료에 대한 만족도에도 긍정적인 영향을 미칠 수 있다.

설명된 동의

진료를 위해 사전에 환자에게 설명하는 것이 중요한 또 다른 이유는 법적 제도로서 의무화되어 있기 때문이다. 의료진이 환자에게 의료 행위에 대해 사전에 설명하고 환자가 이에 동의했음을 확인하는 절차를 '설명된 동의(informed consent)' 또는 '사전 동의'라고 한다.

설명된 동의는 주로 수술, 조직 검사, 내시경 검사와 같이 위험이 있을 수 있는 침습적 의료 행위를 하거나, 고위험 약물을 투여하는 경우, 그 외 환자의 상태에 영향을 미칠 수 있는 검사를 해야 하는 상황 등에서 시행하도록 법적으로 의무화되어 있다. 이런 점에서 설명된 동의는 법적 개념이자 의료진이 환자에게 설명을 고지하고 환자는 의사에게 설명을 들었음을 확인하는 제도적 절차다.

그러나 의료진이 설명할 내용을 전달하고 환자가 이를 공식적으로 확인했다고 해서 실질적으로 커뮤니케이션의 목적을 완전히 실현했다고 보기는 어렵다. 설명된 동의의 본질은 환자의 권리를 보호하고, 의료진과 환자 간의 신뢰를 쌓는 것이므로, 의료진은 환자가 의료 행위를 온전히 이해하여 자발적인 '동의'에 이를 수 있을 정도로 충분하게 설명해야 한다.

설명된 동의를 위해 구체적으로 의료 행위의 목적, 검사 및 수술에 관한 내용과 방법, 치료 경과 및 효과와 그에 따르는 잠재적 위험과 부작용 등을 환자에게 설명하는 것은 매우 중요하다. 이를 통해 환자는 자신의 질병 치료 및 건강에 대한 결정을 스스로 내릴 수 있게 된다. 특히 의사는 환자의 알 권리와 자율적으로 결정할 권리를 보호하는 차원에서 의료 행위로 인해 환자에게 발생할 수 있는 합병증이나 위험을 반드시 설명해야 한다. 설령 이런 합병증이나 위험이 나타날 가능성이 희박하더라도 의료진은 환자에게 이를 상세하게 설명할 의무가 있다. 만약 환자가 합병증이나 위험에 대한 설명을 제대로 듣지 못한 상태에서 이러한 합병증이나 위험이 발생할 경우, 의료진에게 이에 대한 법적 책임이 부과될 수 있으므로 유의할 필요가 있다.

참고문헌

김지석(2011). 의사의 설명의무의 범위에 관한 고찰. ≪재산법연구≫, 28(1), 341-361쪽.

이명선 외(2023). 『환자 중심 의료 커뮤니케이션 길라잡이』. 토일렛프레스.

한국의과대학·의학전문대학원협회 · 대한의료커뮤니케이션학회(2012). 『의료커뮤니케이션』. 학지사.

Lloyd, M. & Bor, R.(2004). *Communication Skills for Medicine*. Churchill Livingstone. 김선 · 박주연 · 허예라 옮김(2008). 『의료 커뮤니케이션』. 아카데미프레스.

05

진료 정보 설명 전략

영상 자료나 검사 결과는 환자 입장에서 이해하기 쉽게 설명하고, 환자에게 치료 방법을 안내할 때에는 각 방법의 장단점을 함께 제시해야 한다. 환자가 준수해야 할 사항이 있다면 환자의 이해를 반드시 점검하면서 설명해야 한다. 환자의 진료 정보를 이해하기 쉽고 효과적으로 전달하면 환자들은 의사들의 전문성뿐만 아니라 환자를 대하는 태도에 대해서도 신뢰를 갖게 된다.

검사 결과를 이해하기 쉽게 설명하기

환자의 질병을 진단하기 위해 종종 X-ray, CT, MRI, 초음파와 같은 검사를 시행할 수 있다. 의사는 환자에게 시행한 검사에 대해 환자가 이해하기 쉽도록 설명할 필요가 있다.

의료 영상에 대해 설명할 때에는 우선 영상에 나타나 있는 신체 조직의 형체, 구조, 위치를 환자가 잘 이해할 수 있도록 설명해야 한다. 대부분의 환자는 의료 영상을 판독할 수 있는 지식이 없기 때문에 영상을 보더라도 영상 속 조직이나 기관의 상태가 어떠한지 알기 어렵다. 그러므로 의료 영상을 설명할 때에는 우선적으로 영상에서 보이는 신체 부위의 명칭과 상하좌우를 환자들이 인식할 수 있도록 하고, 필요에 따라서는 촬영된 각도와 방향도 덧붙여서 촬영된 영상을 명확하게 이해하도록 돕는다. 해부학적 구조를 설명한 후에는 해당 부위의 기능적 역할도 함께 설명해 환자가 본인의 질환이나 상태를 이해하는 데 도움을 준다.

신체 조직의 구조와 기능에 대한 설명을 마치면 영상 결과에 나타난 환자의 상태를 상세히 설명하도록 한다. 이상 소견이 있는 부분을 설명할 때에는 정상적인 구조나 상태와 비교해 설명하면 환자가 자신의 상태를 파악하는 데 효과적이다. 다음은 환자의 무릎을 촬영한 엑스레이 자료를 보면서 설명하는 의사의 발화 예시다.

의사: 환자분, 지금 보시는 이 사진이 오늘 촬영한 X-ray 결과입니다. 이쪽이 오른쪽 무릎이고, 여기가 왼쪽 무릎입니다. 이 무릎 관절 사이에 보이는 이 공간이 바로 연골이 위치한 부분입니다. [신체 위치와 부위 설명] 연골은 뼈와 뼈 사이에 있는 부드러운 조직을 말하며 무릎 관절에서 쿠션 역할을 해서 무릎에 가해지는 충격을 흡수하고, 뼈끼리 직접 부딪히는 것을 막아줍니다. [기능 설명] 지금 보시면 양쪽 무릎 사이의 공간이 약간 다르게 보이시죠? 오른쪽 무릎을 보시면, 이 부분(뼈 사이 공간)의 공간이 넓고 균일하여 좋은데 왼쪽 무릎은 이 공간이 좁아져 있어요, 연골이 얇아지거나 손상되었다는 의미입니다.

혈액 검사나 기능 검사들 중에는 검사 결과가 시각적 자료 없이 수치로만 제시되는 경우도 있다. 그럴 경우, 의료진은 해당되는 검사 수치가 무엇을 의미하는지 환자의 상태와 연관 지어 설명하는 것이 좋다. 또한 검사 결과 수치를 정상 범위와 비교해 환자의 상태가 어떠한지, 얼마나 심각한지 등을 자세하게 설명해 주는 것도 바람직하다. 다음은 환자의 혈액 검사 결과를 설명하는 예시 발화다.

의사: 환자분의 혈액 검사 결과를 살펴보겠습니다. 여기 보시면 공복 혈당 수치가 나와 있는데요, 정상 범위는 70에서 100mg/dL입니다. 그런데 환자분의 공복 혈당은 110mg/dL로, 정상 범위에서 약간 초과된 상태입니다. 이건 당뇨 전 단계에 해당하므로 혈당 조절이 필요하다고 볼 수 있습니다.

환자의 상태를 설명할 때 생활 속 비유를 활용해 효과적으로 설명할 수 있다. 생활 속 비유를 활용하는 것은 환자가 의학적 용어나 복잡한 개념을 더 쉽게 이해하도록 돕는 효과적인 방법이다. 다음은 영상 자료에 나타난 환자의 폐 질환을 설명하는 의사 발화의 예시를 보여 준다.

의사: 지금 이 화면에서 보이는 것이 환자분의 폐인데요, 건강한 폐는 마치 깨끗한 스펀지와 같아 공기가 균일하게 차 있어 영상에 검고 균일한 모습으로 나타나게 돼요. 그런데 여기 보시면, 이 부분이 약간 뿌옇게 변한 것을 볼 수 있습니다. 이건 마치 스펀지가 물에 젖어

서 무거워지고, 공기가 잘 통하지 않는 상태와 비슷해요. 이것은 폐에 염증이 생겼다는 징후입니다.

위의 의사 발화를 보면, 환자의 폐 상태를 스펀지에 비유해 설명하고 있다. 스펀지는 환자가 생활 속에서 쉽게 접할 수 있으면서도 폐의 구조와 형태적 유사점이 있어서 환자에게 폐의 상태를 설명하기에 유용하다.

이렇게 환자의 상태를 비유적으로 설명하면 환자가 자신의 상태를 보다 쉽게 이해할 수 있을 뿐만 아니라 치료의 필요성을 인식하는 데에도 도움을 준다. 다만 환자의 상태를 비유할 때에는 비유적 표현이 환자의 상태를 적절하게 설명하는지를 점검함으로써 불필요한 오해가 발생하지 않도록 유의한다.

치료 방법의 장단점과 대안 설명하기

환자의 질병이 진단되면 이를 치료하기 위한 방법을 설명해야 한다. 의료진은 가능한 치료 방법을 모두 제시하고 각 방법의 장단점을 함께 설명해 환자가 충분한 정보를 바탕으로 자발적으로 치료 방법을 결정하는 데 도움을 주도록 한다.

치료 방법의 장점을 설명할 때에는 각 치료 방법의 특

징이나 장점, 기대 효과를 설명한다. 장점을 설명할 때에는 단순히 긍정적인 영향만 언급하기보다는 객관적 데이터나 실제 경험 사례와 함께 설명해야 환자가 치료 방법을 결정하는 데 도움이 된다. 이와 더불어 치료 방법의 단점도 환자에게 중요한 정보이므로 반드시 설명한다. 단점에는 치료의 부작용, 위험 요소뿐만 아니라 시간이나 경제적 차원에서의 부담도 포함된다. 단점을 설명할 때에는 정보를 축소하거나 왜곡하지 말고 정직하게 설명하는 것이 좋다. 다음은 관절염을 앓고 있는 환자에게 치료 방법을 설명하는 예시 발화다.

의사: 환자분의 지금 상태에서 관절염을 치료할 방법은 크게 경구 약물 복용, 주사 약물 치료, 수술 세 가지가 있습니다. 약물 치료의 장점은 통증과 염증을 쉽게 그리고 즉각적으로 완화시킬 수 있으며, 일상생활에도 지장이 없다는 점입니다. 하지만 약물 복용은 효과가 그리 오래가지 않아서 지속적으로 장기 복용을 해야 하는 단점이 있습니다. 약을 장기 복용할 경우, 위장 장애와 같은 부작용이 나타날 수 있다는 점도 말씀드립니다. …만약 지금 바로 치료를 결정하시기 어렵다면, 물리 치료나 생활 습관 개선을 먼저 시도해 보고

증세가 악화되면 그때 가서 주사 치료나 수술을 고려해 보셔도 됩니다.

이렇게 의사가 치료 방법을 설명하더라도 환자가 곧바로 치료 방법을 선택하지 못할 수 있다. 그럴 경우, 환자에게 고민되는 점이나 우려하는 점이 있는지를 질문하고 이를 중심으로 대안을 제시해 주는 것이 바람직하다. 환자에 따라서는 의사가 제시한 치료 방법에 의문을 가지거나 그 방법을 따르기 어렵다는 반응을 할 수도 있다. 이런 경우, 환자의 입장을 헤아려 주면서 환자와 의료진이 최적의 치료 방법을 함께 모색하고 최종적으로 환자 스스로 치료 방법을 결정할 수 있도록 돕는다.

의사: 세 가지 치료 방법을 말씀드렸는데 원하는 치료 방법이나 혹은 다른 궁금한 점이 있으신가요?

환자: 솔직히 바로 선택하기가 좀 어려운 것 같아요. 수술 치료는 부작용이 걱정되고, 주사 치료는 시간이나 비용이 많이 들 것 같아서요.

의사: 네, 충분히 고민될 수 있는 부분입니다. 그러면 경구 약물 치료를 먼저 시작해서 경과를 지켜보고, 필요하면 주사 치료로 바꾸는 것도 고려할 수 있습니다.

기억하기에 용이한 방법으로 설명하기

의료진은 치료 후 관리 방법이나 약물 복용에 관해서도 환자에게 설명해야 한다. 치료 후 관리 방법이나 약물 복용은 진료실을 나간 이후에 환자가 준수해야 할 내용이므로 특별히 환자가 잘 기억해 실천할 수 있도록 설명에 주의를 기울일 필요가 있다.

치료 후 관리나 복약에 대한 설명은 전체 설명 과정에서 맨 마지막에 언급할수록 환자가 기억하기에 용이하다. 또한 환자 입장에서 다량의 정보를 한꺼번에 듣게 되면 정확하게 기억하기 쉽지 않으므로 치료 후 관리법이나 약물 복용에 대해 설명할 때에는 내용을 작게 분할해 설명하는 전략(chunk and check)을 활용하도록 한다.

먼저 의료진은 환자에게 설명할 내용을 몇 개로 나눌지 정하도록 한다. 환자가 기억해야 할 내용의 종류, 중요도, 시간 순서 등을 기준으로 내용을 분할할 수 있다. 분할된 내용을 하나씩 설명하고 이어서 환자가 정확하게 이해했는지를 확인한다. 환자가 내용을 잘 이해했다면 이어서 다음 내용을 설명하고, 그렇지 않을 경우에는 설명을 반복한다. 다음은 환자에게 약물 복용 방법과 주사 처치 방법에 대한 내용을 분할해 설명하는 발화의 예시다.

간호사: 이번 약은 두 종류인데요, 첫 번째 약은 아침과 저녁, 하루 두 번 식사 후 30분 뒤에 복용하시면 됩니다. 공복 상태에서 드시면 속이 쓰릴 수 있으니 반드시 식사 후에 드세요. 여기까지 이해하셨나요?

환자: 네.

위 대화에서 보는 바와 같이, 비교적 간단한 설명에는 "이해하셨나요?" 혹은 "여기까지 괜찮으신가요?"와 같이 질문할 수 있다. 그러나 설명이 길거나 복잡할 때, 또는 복잡한 설명이 아니더라도 환자가 설명을 이해하는 데 어려움이 있을 때에는 환자가 이해한 내용을 자신의 말로 다시 설명하도록 유도하는 되말하기 전략(teach-back method)을 활용하는 것이 효과적이다.

간호사: 두 번째 약은 주사제인데, 일주일에 한 번 병원에 오셔서 맞으셔야 합니다. 첫 주와 둘째 주는 병원 방문이 필요하지만, 셋째 주부터는 필요한 경우 자가 주사를 시작할 수 있습니다. 자가 주사를 하실 경우, 제가 드릴 설명문을 꼼꼼히 확인하시고, 특히 주사 전에는 반드시 손을 소독하셔야 합니다. [설명] 여기까지 제가 자가 주사 방법에 대해 설명드렸

는데요, 환자분께서 내용을 잘 이해하셨는지 확인하는 차원에서 방금 들으신 설명을 기억나는 대로 한번 말씀해 주시겠어요? [**다시 말하기 전략**]

이때 환자에게 되말하기 전략을 활용할 때에는 다시 설명해 달라는 요청의 목적을 밝혀서 환자를 시험하거나 평가하는 것으로 오해하지 않도록 유의한다. 만약 환자가 말한 내용이 정확하지 않을 경우에는 의료진이 설명을 다시 하고 환자가 반복해서 말하도록 유도한다.

참고문헌

백미숙(2010). 의사에게 요구되는 설명 기술. ≪의료커뮤니케이션≫, 5(1), 49-61쪽.

이원진 · 김승현 · 정민주(2021). 고령 환자 대상 의료 커뮤니케이션 교육의 방향. ≪화법연구≫, 51, 133-163쪽, 한국화법학회.

정민주 · 권태현 · 박성석 · 김승현(2023). 의료진의 커뮤니케이션 양상과 교육적 시사점. ≪화법연구≫, 61, 99-133쪽, 한국화법학회.

Lloyd, M. & Bor, R.(2004). *Communication Skills for Medicine*. Churchill Livingstone. 김선 · 박주연 · 허예라 옮김(2008). 『의료 커뮤니케이션』. 아카데미프레스.

Yen, P. H. & Leasure, A. R.(2019). Use and effectiveness of the teach-back method in patient education and health outcomes. *Federal practitioner: for the health care professionals of the VA, DoD, and PHS, 36*(6), pp.284-289.

06

질병 진단 통보 전략

중대한 진단 결과나 나쁜 소식을 전달해야 하는 상황에서는 의료진의 의사소통 능력이 환자의 심리적 안정감과 치료 순응도에 큰 영향을 미친다. 질병 진단 통보를 위해서는 SPIKES 모델이나 ABCDE 모델과 같은 커뮤니케이션 전략을 활용하는 것이 효과적이다. 단계별로, 점진적으로 내용을 전달해 나감으로써 환자의 불안과 두려움을 최소화하고 신뢰 관계를 바탕으로 최적의 치료 환경을 조성해 나갈 수 있다.

질병 진단 통보 원리

질병 진단 통보는 의료진과 환자 간 신뢰 관계를 형성하고 유지하는 중요한 의사소통 과정이다. 특히 중대한 진단 결과나 나쁜 소식(bad news)을 전달해야 하는 상황에서 의료진의 언어적 · 비언어적 의사소통 능력은 환자의 심리적 안정감과 치료의 순응도에 큰 영향을 미친다.

중대한 진단 결과 혹은 나쁜 소식은 환자 개인의 미래 가망성에 심각하고도 불행하게 영향을 미치는 정보를 의미한다(Buckman, 1992). 따라서 질병 진단 통보는 의사와 환자가 문제에 대해 공동으로 인식하고, 환자의 알고자 하는 요구에 대응하며, 치료를 위한 기본 계획을 수립하기 위해 이루어진다. 그러나 환자의 입장에서는 결과를 전달받는 과정 자체가 충격, 두려움, 불안 등의 부정적 반응을 유발하게 되는 어려운 의사소통 상황이다. 이러한 상황에서 의사들이 범하는 실수로는 둔감한 태도, 심각한 대화에 적절하지 않은 장소 및 시간에 나쁜 소식을 전달하는 것, 희망이 전혀 없다는 인상을 주는 표현, 예후에 대한 언급 없이 진단만을 거론하기, 준비 없이 중대 사안에 돌입하기 등이 있다(Mehta, 2008). 따라서 이런 점에 유의하면서 효과적으로 소통하기 위한 방안을 모색할 필요가 있다.

중대한 진단 결과나 나쁜 소식을 전달하는 데 활용하는

대표적인 방법으로는 스파이크스(SPIKES)와 ABCDE를 들 수 있다. SPIKES는 환자의 정서적 반응을 최소화하면서 필요한 정보를 체계적으로 전달하는 데 중점을 두는 방법이고(Baile et al., 2000), ABCDE는 환자와 가족에게 나쁜 소식을 전달할 때 의료진이 따라야 할 표준 지침으로, 환자의 심리적 상태를 고려하면서 신뢰를 유지하고 소통의 명확성을 높이는 것을 목표로 하는 방법이다(Rabow & McPhee, 1999).

표 6-1 SPIKES와 ABCDE의 주요 전략

주요 전략	SPIKES	ABCDE
분위기 조성	① Setting: 상담 환경 조성하기 ② Perception: 환자의 인식 확인하기 ③ Invitation: 정보 제공 동의 확인하기	① Advance Preparation: 사전 준비하기 ② Build a Therapeutic Environment: 치료적 환경 조성하기
간명한 전달	④ Knowledge: 명확하게 정보 전달하기 ⑥ Strategy and Summary: 계획 수립 및 요약하기	③ Communicate Well: 명확한 소통하기
감정 배려	⑤ Emotion: 환자의 감정에 공감하기	④ Deal with Patient and Family Reactions: 환자와 가족의 반응 다루기

		⑤ Encourage and Validate Emotions: 감정 격려 및 확인하기

두 방법에서 제시하는 단계들을 살펴보면, 공통적으로 '분위기 조성, 간명한 전달, 감정 배려'를 주요한 의사소통 전략으로 강조하고 있다. 이를 바탕으로 질병 진단을 통보하기 위한 전략을 다음과 같이 구체적으로 살펴볼 수 있다.

질병 진단 통보 방법

진단 통보를 위한 분위기 조성하기

진단 통보를 위해서는 사전 준비를 통해 분위기를 조성해야 한다. 진단 통보는 반드시 조용하고 사적인 공간에서 이루어져야 하며, 충분한 시간을 확보하는 것이 중요하다. 환자는 외부의 방해 없이 온전히 의료진의 설명에 집중할 수 있어야 한다. 면담 공간의 프라이버시는 환자로 하여금 안정감을 주며 심리적인 부담을 줄여 주는 기능을 한다. 또한 환자가 진단 소식을 들을 때 의지할 수 있는 동반자의 유무를 사전에 확인하는 것도 필요하다. 우리나라의 경우, 누가 나쁜 소식을 전달하기를 원하는지에 대해 의사(51.5%), 가족(44.5%)이라는 응답을 보였고, 진단을 알리는 순서에 대해서는 62.5%가 보호자에게 먼저, 22.5%가 환자에게 먼저로 응답했다(윤영호 외, 2004). 따라서 환자가 부담을 느낄 만한 소식이라면 동반자를 통해 충격을 완화하는 방식으로 전달하는 방식도 고려해 볼 수 있다.

의사: 유감스럽지만 검사 결과에 대해 안타까운 말씀을 드려야 할 것 같습니다. 혹시 보호자분과 함께 오셨나요?

환자: 아니요. 혼자 왔습니다.

의사: 그러셨군요. 오늘 말씀드릴 내용이 환자분께서 받아들이기 어려우실 수 있습니다. 마음의 준비가 되시면 천천히 말씀드리도록 하겠습니다.

또한 의료진은 신뢰할 수 있는 환경과 분위기를 조성함으로써 환자가 자신의 감정을 자유롭게 표현할 수 있도록 하는 것에도 관심을 기울여야 한다.

의사: 여기서는 편안하게 이야기하셔도 됩니다. 걱정하지 마시고 무엇이든 하고 싶으신 말씀이 있으면 하시기 바랍니다.

환자의 사전 지식수준을 파악하는 것도 불안을 완화하는 데 효과적인 것으로 알려져 있다. 따라서 환자가 자신의 상태에 대해 어느 정도 알고 있는지를 확인해, 환자의 반응을 예상하고 설명의 수준이나 속도를 조정하도록 한다.

의사: 혹시 최근 몸 상태에 대해 이상한 점을 느끼신 것이 있으신가요?

환자: 정확히는 모르겠지만, 갑자기 체중이 많이 줄어서 걱정하고 있었습니다.

환자에 따라 최소한의 정보를 원하는 경우와 최대한 많은 정보를 원하는 경우로 선호가 다르게 나타나므로, 환자가 얼마나 자세한 정보를 원하는지를 확인해야 한다.

의사: 검사 결과에 대해 자세히 말씀드려도 될까요?

환자: 네, 정확히 알고 싶습니다.

간명하게 전달하기

진단 통보는 적절하고 정확한 언어로 진단 내용을 진술하여 명확하고 간결하게 전달하는 것이 중요하다. 이를 위해서는 간단한 정보에서 출반해 점차 자세한 정보로 확장하는 방식이 효과적이다. 초기에는 진단에 대한 핵심적인 정보를 간단히 전달하고, 환자의 반응을 관찰하면서 환자가 추가 정보를 원할 경우에는 더 자세하게 설명하는 방식으로 정보를 제공한다. 전달 시에는 환자가 이해하기 어려운 의학 용어는 피하고 쉬운 언어로 설명한다. 필요에 따라서는 반복해서 설명함으로써 환자가 정확히 이해할 수 있도록 한다.

> 의사: 검사 결과, 조기 위암으로 확인되었습니다. 다행히 초기에 발견이 되어서 치료 예후는 좋을 듯합니다.
>
> 환자: 그럼 치료하면 나을 수 있다는 건가요?
>
> 의사: 환자분과 같은 상태에서는 앞으로 치료를 잘 받으시면 완치를 기대할 수 있습니다.

환자의 현재 상태에 대한 명확한 설명과 함께 앞으로의 치료 계획을 구체적으로 수립해 전달하는 것도 환자의 불안을 완화하고 신뢰를 형성하는 데 중요한 역할을 한다.

따라서 의료진은 구체적인 치료 단계와 기대되는 결과를 명확하게 안내하고, 환자가 이를 이해했는지를 확인할 필요가 있다.

의사: 우선 수술로 암을 제거하고 이후에 병기가 확정되면 병기에 따라 재발률을 낮추는 보조 항암 요법을 추가로 시행할 수 있습니다. 자세한 건 단계별로 설명을 드리겠습니다.

환자의 감정 배려하기

진단 통보 시에는 정보의 명확한 전달뿐만 아니라 환자의 감정을 잘 살피는 것에도 주의를 기울여야 한다. 환자의 감정을 공감적으로 수용하는 것은 치료의 순응도를 높이는 핵심 요소다. 의료진은 환자의 슬픔, 두려움, 분노 등의 감정을 진지하게 받아들이고, 환자의 감정적 반응을 인정하고 공감해야 한다. 따라서 진단 통보 후에 환자가 받아들일 시간을 주고 기다려 주거나 환자가 자신의 감정을 표현하고 궁금한 것을 물어볼 수 있는 시간을 주는 것이 좋다. 환자는 신체뿐만 아니라 심리적으로 상당히 힘든 상황에 놓여 있다는 점을 고려해 환자의 감정에 대해 적절하게 반응하고, 환자의 질문에는 솔직하고 명확하게 답변하여 환자가 안정감을 가질 수 있도록 돕는다.

환자: 어떻게 저한테 이런 일이… 그동안 열심히 산 거밖에 없는데… 저 이제 죽는 건가요?

의사: 많이 놀라셨지요? 두렵기도 하고 억울한 마음도 드실 거예요. 충분히 이해합니다. 천천히 말씀 나누시면 좀 나아지실 겁니다.

환자: 지금 제 상태는 어떤가요, 살 수 있나요?

의사: 저희가 최선을 다해 도와드리겠습니다. 치료 잘 받으시면서 경과를 지켜보면 되니 너무 걱정하지 않으셔도 됩니다.

이렇듯 환자의 감정을 있는 그대로 인정하고, 긍정적이고 실질적인 지원을 제공하기 위해 노력하는 것이 중요하다. 이는 환자의 불안과 스트레스를 최소화하면서도 신뢰와 소통을 유지할 수 있는 중요한 의사소통 전략이다.

참고문헌

윤영호 외(2004). 품위 있는 죽음과 호스피스·완화의료에 대한 일반 국민들의 태도. ≪한국호스피스완화의료학회지≫, 7(1), 7-28쪽.

Baile, W. F., Buckman, R., Lenzi, R., Glober, G., Beale, E. A. &

Kudelka, A. P.(2000). SPIKES-A six-step protocol for delivering bad news: Application to the patient with cancer. *The Oncologist, 5*(4), pp.302 - 311.

Buckman, R.(1992). *How to break bad news: A guide for health care professionals.* Baltimore: The Johns Hopkins University Press.

Mehta, P. N.(2008). Communication skills - breaking bad news. *Indian Pediatrics,* 45, pp.839-841.

Rabow, M. W. & McPhee, S. J.(1999). Beyond breaking bad news: how to help patients who suffer. *West J Med, 171*(4), pp.260-263.

07

공감적 대화 전략

의료 상황에서 공감적 대화는 단순히 환자의 감정을 이해하는 데 그치지 않고, 그 감정을 인정하고 상대에 대한 존중을 표현하는 행위까지 포함한다. 이는 환자의 심리적 안정 도모, 의사와 환자 간 신뢰 관계를 구축할 뿐만 아니라 치료 과정 및 결과에도 영향을 미친다. 정서적 지지 표현, 불안감 완화, 수치심 배려를 위해 상대의 감정을 배려해 공감적으로 대화할 수 있어야 한다.

공감적 대화의 중요성

공감적 대화는 단순한 정보 전달을 넘어, 환자의 감정과 입장을 이해하고 존중하는 태도가 반영된 대화 방식을 의미한다. 이는 의료진이 환자의 감정적 반응을 인식하고 이를 진정성 있게 수용하는 태도를 기반으로 한다. 의료 상황에서 공감적 대화는 환자와 의료진의 신뢰를 형성하고, 치료 과정 전반에 걸쳐 긍정적인 상호 작용을 유지하는 데 필수적인 요소로 간주된다.

정서적 지지 표현하기

정서적 지지는 자신이 타인으로부터 사랑과 돌봄을 받고 있다고 믿게 하는 심리적 자원으로, 개인이 주변 사람들로부터 얻는 정서적 지지는 애정이나 승인과 같은 인간의 욕구를 충족시켜 스트레스를 줄여 주며, 스트레스의 부정적 효과를 감소시키는 완충적 역할을 한다(Ganellen & Blaney, 1984). 이러한 점에서 정서적 지지는 환자가 의료 상황에서 느끼는 불안, 두려움, 스트레스 등을 완화하는 데 필수적인 요소다. 정서적 지지는 환자로 하여금 자신이 존중받고 있음을 느끼도록 하는 중요한 요소이며, 환자의 전반적인 치료 경험을 긍정적으로 변화시키는 데도 기여한다.

환자의 말을 끝까지 들어 주기

정서적 지지를 표현할 때에는, 우선 환자의 말을 경청하고 환자의 입장에서 환자의 감정과 생각을 헤아리기 위해 노력하는 것이 필요하다. 의료진은 환자의 말을 끊지 않고 끝까지 들어 주는 태도를 유지해야 하는데, 특히 환자가 자신의 감정을 표현할 때 이를 주의 깊게 듣는 것은 환자가 존중받고 있다는 느낌을 받을 수 있도록 한다. 이는 단순히 듣는 것을 넘어 환자의 비언어적 신호까지 포착해 그들의 감정 상태를 이해하려는 적극적 노력이며, 이는 환자의 신뢰 구축에 핵심적인 역할을 한다(Baile et al., 2000). 대화 후에는 "제가 이해한 바로는…" 등의 시작하는 반응을 통해 환자의 말을 정확히 이해했다는 것을 확인해 줄 수 있다.

환자: 최근 자주 어지럽고 피곤해요. 뭔가 큰 병이 아닐까 너무 걱정이 돼요. 사실 저희 어머니도 빈혈이 심하셨는데 나중에 알고 보니… (울먹이며) 그래서 저도 그런 게 아닐까 생각되는데 괜찮을까요?

의사: 제가 이해하기에 환자분은 최근 들어 자주 어지럽고 피곤을 느끼는 증상이 나타나는 것을 걱정하고 계시는 듯합니다. 언제부터 그런 증상이 시작되었는지 말

씀해 주실 수 있나요?

감정 재진술하기

환자의 감정에 공감하고 재진술을 통해 환자에게 말을 건넴으로써 환자가 존중받고 있다는 느낌을 가질 수 있도록 하는 것도 중요하다. 이때는 환자가 표현한 감정을 구체적이고 명확하게 언급하며 확인하도록 한다. 또한 환자에게 관심을 기울이고 있음을 드러내기 위해, 개방형 질문을 사용해 환자가 자신의 감정을 더 깊이 표현하도록 유도할 수 있다. 환자가 표현한 감정을 의료진이 확인하고 이를 재진술해 전달하면, 환자는 자신의 감정이 제대로 이해받고 있다고 느끼게 된다. 감정의 재진술은 환자가 자신의 감정을 객관적으로 바라볼 수 있도록 도와주며 의료진과의 정서적 유대감을 형성하는 데에도 기여할 수 있다. 이는 환자의 신뢰 구축에 중요한 역할을 하며, 환자의 치료 참여도를 높이는 데도 영향을 미친다(Charon, 2001; 이종학 · 김찬중, 2013).

환자: 검사 결과가 나쁘게 나올까 봐 너무 불안하고 무서워요.

의사: 검사 결과에 대한 불안감이 크시군요. 얼마나 무섭고

두려우실지 충분히 이해합니다.

환자 입장에서 바라보기

의료진은 환자의 입장에서 상황을 바라보고 그들이 느끼는 감정에 공감하는 태도를 가질 필요가 있다. 이때 환자의 입장을 이해한다는 것은 환자의 감정이나 상태에 대한 이해뿐만 아니라 환자의 가치와 신념에 대한 존중을 포함한다.

의료진은 환자를 대할 때 문제 해결을 우선으로 하여 치료에 대한 안내를 제공하려는 경향이 있다. 그러나 의료 상황에서 질병을 앓고 있는 환자는 감정적으로 불안한 상황에 놓여 있는 경우가 많으므로, 문제를 바로 해결하려 하기보다는 그들이 느끼는 감정에 집중하고 그 감정을 나누는 것이 필요하다. 이를 통해 환자는 의료진이 자신의 상황을 진지하게 살피고 주의를 기울이고 있음을 인식하고 의료진에게 신뢰감을 느끼게 된다. 이러한 환자 입장에서의 상황 이해는 치료 관계를 긍정적으로 형성하고, 치료 효과를 높이는 데도 기여한다(김영희, 2007).

환자: 제가 이렇게 아플 줄 몰랐어요. 앞으로 어떻게 해야 할지 너무 막막해요.

간호사: 갑작스러운 진단 소식에 많이 놀라셨겠어요. 앞으로의 과정이 걱정되시겠지만 제가 곁에서 도와 드릴 테니 조금만 힘을 내 보세요.

불안감 완화하기

불안감은 환자가 치료 과정에서 가장 흔하게 경험하는 감정 중 하나로 이를 효과적으로 관리하는 것은 환자의 심리적 안정뿐만 아니라 치료 결과에도 긍정적인 영향을 미친다(Levinson et al., 2010). 의료진은 환자가 느끼는 불안감을 인식하고 이를 자유롭게 표현할 수 있도록 유도하며, 심리적으로 지지하는 표현을 사용해야 한다. 또한 불안감을 줄일 수 있는 구체적인 정보를 제공함으로써 실질적으로 불안감을 낮출 수 있도록 도와야 한다.

불안감에 직면하도록 하기

불안감을 완화하기 위해서는 환자의 불안이나 두려움을 직접 언급하고, 의료진이 그것을 이해하고 있음을 구체적으로 언급해야 한다. 환자가 자신의 감정을 인식하고 말할 수 있도록 격려하는 것도 중요하다.

의사: 수술을 앞두고 마음이 많이 힘드시지요. 다른 분들도

수술 직전에 가장 불안해하세요. 혹시 어떤 점이 가장 걱정되세요?

위 사례에서 의사는 수술을 앞둔 환자의 불안한 마음을 직접적으로 언급하고 어떤 점이 가장 걱정되는지를 스스로가 인식할 수 있도록 유도하고 있다. 또한 환자의 불안을 줄이기 위해 오해의 소지가 없도록 명확하고 쉽게 설명할 필요가 있다. 의학적 용어를 줄이고 환자가 이해할 수 있는 평이한 언어를 사용해 이야기하는 것도 중요하다.

환자에게 결정권 부여하기

환자에게 결정을 내릴 수 있는 기회를 주고, 그들의 선택을 존중하는 것도 불안감을 줄이는 데 도움을 줄 수 있다. 즉, 치료에 대한 선택의 폭을 안내하고 환자가 스스로 선택할 수 있도록 배려한다.

의사: 지금까지 앞으로의 치료 방법에 대한 설명을 드렸는데요. 궁금한 점이나 이해가 잘 안 되는 부분이 있으면 언제든 말씀해 주세요. 그러면 지금 설명드린 방법 중에서 어떤 방법이 가장 좋다고 생각이 드셨는지 말씀해 주실 수 있을까요?

또한 치료 계획이나 절차에 대한 설명이 끝난 후 환자에게 의료진이 상황을 통제하고 있으며, 최선의 노력을 다하고 있다는 사실을 강조함으로써 환자에게 심리적 안정을 제공해야 한다.

> 의사: 걱정하지 마세요. 저희는 이러한 경우를 여러 차례 다루어 왔고, 치료하기 위한 모든 방법을 다 사용하여 해결해 나갈 것입니다.

불안을 느끼는 환자는 의사의 말 한마디, 행동 하나에도 불안이 커질 수 있으므로, 전이, 불치 등 불안을 유발하는 언어적 표현이나 한숨이나 비관적인 태도 등에도 주의를 기울일 필요가 있다. 불안감을 유발하는 표현을 완화해서 말하고, 안정된 목소리 톤, 편안한 시선 접촉, 적절한 고개 끄덕임 등 긍정적인 비언어적 신호를 통해 환자에게 안도감을 줄 수 있다.

수치심 배려하기

의료 상황에서 환자는 신체검사나 민감한 질문을 받는 과정에서 수치심을 느낄 수 있다. 이러한 감정을 최소화하기 위해 의료진은 환자의 프라이버시를 존중하고, 검사의 필요성과 절차를 충분히 설명하며, 환자의 동의를 구하는 등의 노력을 기울일 필요가 있다. 의료진의 프라이버시 보호와 민감한 접근 방식은 환자의 심리적 안정을 도모하고 치료 환경에 대한 긍정적인 인식을 형성하는 데 도움을 준다.

신체검사의 필요성 안내하기

신체검사는 의료 상황에서 흔히 이루어지는 과정이지만 환자에게는 부담스럽고 불편한 상황으로 느껴질 수 있다. 환자가 해당 검사가 필수적인 과정임을 인지할 수 있도록 검사 전에는 필요성을 이해하기 쉽게 설명하고, 검사 후에는 결과를 간략하게 설명해 주도록 한다. 검사 과정에서는 노출 부위를 옷이나 방포 등으로 가려 주고, 손을 사용할 때는 미리 진료 절차를 언급하고 불편한 점을 세심하게 살피는 것이 필요하다.

의사: 이번 검사는 약간 불편할 수 있습니다. 하지만 정확한 진단을 위해 꼭 필요한 절차입니다. 진행하기 전에 궁금하신 점이나 걱정되는 부분이 있으실까요?

환자: 어떤 방식으로 진행되나요?

의사: 촉진 검사라고, 손으로 아픈 부위를 직접 만져 보면서

상태를 파악할 건데요. 진행 과정에서 불편한 점이 있으시면 언제든지 말씀해 주세요.

민감한 질문에 유의하기

진료 과정에서 민감한 질문을 하는 경우에는 질문의 의도를 설명해 오해를 방지하는 것이 필요하며, 질문 전에는 "이 질문이 조금 민감할 수 있는데 괜찮으신가요?" 등과 같이 사전에 동의를 구해야 한다. 특히 성(性) 관련 질문을 할 때에는 환자에게 적합하고 쉬운 단어를 사용하고 용어 정의를 명확하게 하도록 한다. 지나치게 구어적이거나 속어를 사용하는 표현은 지양해야 하며, 환자의 정보에 대해 "이런 실수는 십 대 애들도 안 하는 것인데요" 등과 같이 도덕적으로 판단하는 언행도 유의할 필요가 있다.

의사: 제가 몇 가지 개인적인 질문을 드릴 건데요. 혹시 최근에 성 생활과 관련하여 변화가 있으셨나요? 불편하시면 말씀하지 않으셔도 됩니다. 이는 감염 가능성을 확인하기 위한 것입니다.

위 사례와 같이 다소 민감한 질문이 포함되는 경우에는, 해당 질문의 필요성을 안내하고 만약 불편을 느끼는 경우에는 대답하지 않아도 됨을 고지해 환자의 부담을 덜어 주는 것이 필요하다.

참고문헌

김영희(2007). 간호 커뮤니케이션 향상을 위한 대화 분석적 접근. ≪한국간호과학회지≫, 37(5), 734-742쪽.

이종학 · 김찬중(2013). 의사의 환자중심 커뮤니케이션이 환자 참여에 미치는 영향: 신뢰의 조절효과를 중심으로. ≪한국콘텐츠학회논문지≫, 13(3), 278-288쪽.

Baile, W. F., Buckman, R., Lenzi, R., Glober, G., Beale, E. A. & Kudelka, A. P.(2000). SPIKES-A six-step protocol for delivering bad news: Application to the patient with cancer. *The Oncologist, 5*(4), pp.302-311.

Charon, R.(2001). Narrative medicine: A model for empathy, reflection, profession, and trust. *JAMA, 286*(15), pp.1897-1902.

Ganellen, R. J. & Blaney, P. H.(1984). Hardness and social support as moderators of the effects life stress. *Journal of Personality and Social Psychology, 47*, pp.156-163.

Levinson, W., Lesser, C. S., & Epstein, R. M.(2010). Developing physician communication skills for patient-centered care. *Health Affairs, 29*(7), pp.1310-1318.

08

관계 유지 대화 전략

만성 질환자에 대한 치료와 관리는 의료진과 환자 간의 장기적인 신뢰가 바탕이 될 때 원활히 이루어질 수 있다. 따라서 의료진은 만성 질환자의 특성을 이해하고 그들과 유연하게 대화할 수 있어야 한다. 대화할 때 이전 진료에서 나눈 환자 정보를 반영하면 관계 유지에 도움을 줄 수 있다. 또한 장기간의 치료 과정에서 생기는 환자의 감정 변화를 인정하고 지지해 줌으로써 의료진과 환자의 관계를 원만하게 유지할 수 있다.

만성 질환자의 특성을 알고 유연하게 대처하기

만성 질환자는 질병의 원인과 질병 발생 시점이 불명확해 치료에 오랜 시간이 걸리거나 완치가 어려운 질환을 앓고 있는 환자를 말한다. 미국 질병통제예방센터(Centers for Disease Control and Prevention, CDC)는 만성 질환을 '지속적인 의료적 치료가 필요하거나 일상생활 활동에 제약을 주는 상태가(혹은 두 가지 모두) 1년 이상 지속되는 상태'로 정의하고 있다.

대표적인 만성 질환으로는 심장병, 고혈압, 당뇨병, 퇴행성 관절염, 만성 심부전, 만성 폐쇄성 폐 질환 등이 있다. 만성 질환의 특성상 환자와 의료진은 상당 기간에 걸쳐 지속적으로 관계를 유지하면서 치료를 이어 가야 한다. 치료 과정에서 의료진과 환자의 신뢰 관계는 치료 결과에 영향을 미치기 때문에 의료진이 환자의 특성을 이해하고 그에 맞게 효과적으로 대처하며 의사소통할 수 있어야 한다.

만성 질환자들은 투병 기간이 길어지면서 특유의 속성을 갖게 되는데, 그중 하나가 바로 정보 욕구다(우상수, 2015). 만성 질환자들은 자의든 타의든 자신의 질병에 대해 여러 가지 지식이나 정보를 가지고 있는 경우가 많다. 그들이 보유한 정보 중에는 의학적으로 정확한 것도 있지만 그렇지 않은 경우도 있다. 의학적으로 신뢰할 만한 정보라면 치료에 도움이 되지만, 그렇지 않은 경우에는 오히려 부정확하거나 왜곡된 정보가 의료진과 환자의 의사소통을 방해할 수 있다.

의학적으로 타당하지 않은 정보에 의존해 의료진을 온전히 신뢰하지 않는 환자를 진료할 경우, 환자를 무조건 비판하고 반박하기보다는 있는 그대로 수용하면서 의학적으로 검증되지 않은 사실로 인해 환자가 겪을 수 있는 우려 사항을 부드럽게 설명하는 것이 좋다.

무엇보다 만성 질환자들은 치료 과정이 수개월에서 수년, 혹은 평생 동안 지속될 수 있어서 직접적인 치료 외에도 증상을 스스로 관리하고 식단, 음주, 흡연과 같은 생활 습관을 교정하는 것이 중요하다. 의료진은 이런 특성을 고려해 만성 질환자들이 올바른 생활 습관을 가질 수 있도록 적극적으로 소통해야 한다(이정선 · 최만규, 2018). 다음은 잘못된 정보를 가져온 만성 질환자에 대한 의사의 반응 예시다.

환자: 인터넷에서 보았는데, 혈압 약을 오래 먹으면 몸에 해롭다고 하더라고요. 약을 끊고 대신 자연 요법으로 치료해 보면 어떨까요?

의사: 장기 복용으로 인한 부작용을 걱정하시는 마음은 이해합니다. 일부 혈압 약은 장기간 복용 시 간이나 신장 기능에 영향을 줄 수 있는 것도 사실이지만, 모든 혈압 약이 그런 것은 아닙니다. 환자분의 현재 상태에서 만약 약을 중단하시면 혈압이 다시 높아질 가능성이 높고, 그로 인해 뇌졸중이나 심장 질환의 위험이 커질 수 있습니다. 약을 끊기보다는 식습관을 같이 개선하면서 보다 안전한 방법을 선택하는 것이 좋겠습니다.

위 사례에서와 같이, 만성 질환을 앓고 있는 환자가 인터넷에서 얻은 정보를 믿고 의료진이 처방한 약을 먹지 않겠다는 반응을 보이면 의료진은 당황스러울 수 있다. 그렇다고 하더라도 잘못을 지적하거나 비판하기보다는, 환자의 처지와 입장을 존중하는 말과 함께 정확한 의학 정보를 부드럽게 전달하는 것이 중요하다. 이때 환자가 믿는 잘못된 정보에 대해 의료진이 우려하는 점을 명확하게 전달함으로써 환자의 안전을 생각하는 의료진의 마음을 효과적으로 표현하도록 한다.

이전 진료 대화에서 나눴던 환자 정보 반영하기

의료진과 환자 간의 관계를 유지하는 데 효과적인 전략 중 하나는 이전 진료에서 대화했던 환자의 사소한 말이나 정보를 대화에 반영하는 것이다.

만성 질환자는 장기적으로 진료를 하는 환자인 만큼 의료진이 진료실에서 환자의 상태를 확인하고 그 추이를 확인하는 것은 자연스럽고 당연하다. 이 과정에서 의료진은 환자의 상태와 관련된 내용을 필수적으로 기록해 두므로 그 정보를 다음 진료 대화에 적절하게 반영하면 관계 유지에 도움이 될 수 있다. 즉, 환자가 이전 진료에서 호소했던 증상이나 증상과 관련해 언급했던 개인 정보를 환기하면서 대화하면 환자는 의료진이 자신의 상태를 세심하게 관리하고 있다는 인상을 받게 되고 그로 인해 심리적으로 안정감을 느낄 수 있다. 다음은 당뇨 질환을 앓고 있는 외래 재진 환자와의 대화 예시다.

> 의사: 지난번 진료 때 아침 식단에서 탄수화물을 좀 줄여 보겠다고 저와 약속하고 가셨지요? 그 후 변화가 좀 있으셨나요?

위의 발화는 아침에 공복 혈당 수치가 높은 당뇨 환자

에게 지난번 진료 때 나눴던 대화 내용을 반영해 환자의 현재 상태를 질문한 것이다. 이 발화는 "아침 식단 관리를 하고 오셨나요?"라고 질문하는 대신, 환자가 약속하고 간 사실을 기억하고 있음을 대화에 반영한 것이어서 결과적으로 환자와의 심리적 거리를 좁히면서도 신뢰를 줄 수 있는 화법이라 할 수 있다.

또한 질환 관련 정보 외에도 환자가 염려하거나 평소 관심을 가지고 있는 부분을 의사가 대화에 반영하는 것도 관계 유지에 바람직한 화법이다. 이런 대화는 의사가 환자를 개인별로 세심하게 챙기면서 진료해 준다는 느낌을 전달하기 때문에 신뢰감과 유대감을 형성하는 데 긍정적으로 작용한다. 다음은 만성 질환으로 장기간 약물을 복용하고 있는 환자에게 사용할 수 있는 예시 발화다.

의사: 환자분께서 이 약을 오래 복용하고 계시다 보니 부작용을 걱정하시는 것을 알고 있습니다. 저도 그런 부분을 계속 신경 쓰며 경과를 보고 있는데요. 오늘 혈액 검사 결과를 보니 특별한 이상 소견은 보이지 않는 것 같습니다. 안심하고 이 약을 계속 복용하셔도 될 것 같습니다.

통상 장기적으로 약물 치료를 받는 만성 질환자들은 오랜 기간 약을 복용하기 때문에 약물 부작용에 대한 걱정을 하는 경우가 많다. 의사는 이런 환자의 걱정을 대화 속에 반영함으로써 환자에 대한 세심한 관심을 표현하고 신뢰를 바탕으로 지속적인 관계를 유지할 수 있다.

환자의 감정 변화를 인정하고 지지하기

만성 질환자는 장기간의 치료로 인해 심리적으로 불안을 느끼거나 때로는 우울감, 무기력감을 경험할 가능성이 있다. 장기적인 치료 과정에서 완치될 가능성이 없다고 판단하거나 차도가 없다고 느낄 때 혹은 병이 재발해 치료 과정을 반복할 때에도 부정적인 감정을 겪을 수 있다. 이런 상황에서 의료진은 먼저 환자의 감정 변화를 인정해 주는 것이 필요하다. 같은 상황에 처한 사람이라면 누구나 느낄 수 있는 자연스러운 감정임을 환자에게 설명하고 그런 감정을 부정하지 않고 인정하는 태도를 보이는 것이 중요하다.

환자: 1년 넘게 계속 약도 먹고 치료도 잘 받았는데 차도가 없는 것 같아서 우울해요.

간호사: 치료 기간이 길어지면서 환자분께서 지치고 힘드실

수 있어요. 그런 감정을 느끼시는 건 당연합니다.

위의 예시에서처럼 의료진이 환자의 감정을 이해하고 있음을 표현하면, 환자는 자신의 감정을 터놓고 이야기할 수 있는 환경에서 의료진에게 편안함과 신뢰감을 느낄 수 있다. 이렇게 편안한 분위기가 조성된 후에 의료진은 환자의 치료 결과에 대한 긍정적 변화를 언급해 주고, 그런 변화에 기여한 환자의 노력을 인정해 줌으로써 환자를 지지하는 대화를 이어 가는 것이 효과적이다. 다음은 환자의 감정 변화를 인정하고 지지하는 의사의 발화 예시다.

의사: 지난번 진료 때보다 혈압 수치가 좀 더 좋아졌네요. 환자분께서 약도 잘 드시고 건강을 위해 노력하신 덕분이에요. 만성 질환 관리는 마라톤 같은 과정이에요. 지금처럼 꾸준히 해 나가시면 앞으로 더 좋은 변화가 있을 거예요.

이 외에도 환자가 느낄 심리적 부담을 덜어 주기 위해 의료진의 경험을 적절하게 활용할 수도 있다. 의료진이 자신의 가치, 감정, 성격, 지식, 인지와 판단 등을 치료 과정의 일부로 여기며 계획적으로 사용하는 것을 '치료적 자기 이용'이라고 부른다(이명선 외, 2023: 241). 치료적 자기 이용의 하나인 '의료진의 자기 경험 활용'은 환자와의 관계를 유지하는 데 효과적인 방법이다.

만성 질환자들은 보통 '치료해도 효과가 없는 것은 아닐까?', 혹은 '내가 질병을 스스로 잘 관리할 수 있을까?', '질병으로 인해 내가 가족들에게 짐이 되는 것은 아닐까?'와 같은 생각으로 정신적 스트레스를 받는다. 이런 반응은 장기간 치료를 이어 가는 과정에서 기대하는 수준의 치료 결과를 얻지 못할 때 나타난다. 그러므로 의료진은 이런 환자의 심리적 부담을 완화하는 목적에서 의료진의 직간접적인 경험을 적절하게 활용함으로써 환자가 느끼는 부정적 감정을 덜어 줄 수 있다. 다음은 환자의 심리적 부담을 덜어 주기 위한 간호사의 예시 발화다.

환자: 솔직히 치료를 계속해야 할지 고민돼요. 아무리 노력해도 나아지는 게 느껴지지 않고, 가족들에게도 부담만 주는 것 같아요.

간호사: 그런 마음이 드실 수 있어요. 다른 환자분들도 같은 말씀을 종종 하십니다. 그래도 정신적 스트레스를 잘 극복하시는 분들을 보면, '완치'가 아니라 '어떻게 이 병과 함께 건강하게 살아갈 수 있을까'를 생각

하면서 생활 습관부터 하나씩 바꾸시더라고요.

환자: 그렇군요. 말씀을 들으니 안심이 좀 되네요.

위 사례와 같이, 만성 질환을 앓고 있는 환자에게 의료진이 경험한 직간접적인 사례를 공유하면, 치료 동기를 부여하는 데 도움이 된다. 이를 통해 환자는 자신의 치료 과정에 대한 확신을 가지게 되고, 의료진의 권고를 더욱 신뢰를 갖고 적극적으로 치료에 참여할 가능성이 높아진다.

참고문헌

우상수(2015). 『환자를 위하는 의사의 대화법』. 커뮤니케이션북스.

이명선 외(2023). 『환자중심 의료커뮤니케이션 길라잡이』. 토일렛프레스.

이정선 · 최만규(2018). 의사의 환자 지향적 커뮤니케이션과 만성 질환자의 삶의 질과의 관계: 건강행태의 매개효과를 중심으로. ≪보건사회연구≫, 38(3), 279-302쪽.

CDC(2024.10.4). About chronic disease, https://www.cdc.gov/chronic-disease/about

09

갈등 상황 대처 전략

의료진이 진료를 위해 환자와 대화하는 과정에서 갈등이 발생할 수 있다. 환자가 협조하지 않거나 중요한 정보를 제공하지 않을 경우, 의사가 이를 강하게 요구하면 오히려 갈등이 발생할 수 있다. 이때 환자를 비난하거나 압박하기보다는 비폭력 대화 기법을 활용하는 것이 효과적이다. 비폭력 대화는 상대방을 비난하는 대신, 객관적으로 관찰한 사실을 전달하고, 자신의 감정과 요구를 솔직하게 표현하며, 원하는 행동을 정중히 요청하는 방식이다.

판단보다 관찰한 바를 말하기

의료진과 환자 사이에도 의사소통으로 인한 갈등이 발생할 수 있다. 의사나 간호사가 환자에게 필요한 사항을 요청했는데, 환자가 이를 못 지켰을 경우 일방적으로 비난하면, 환자는 죄책감과 수치심에 불안해하거나 저항할 수 있다. 예를 들어, 혈당 수치가 높은 당뇨 환자에게 "지금 나이가 몇인데 라면하고 사이다를 못 참아요. 이러시면 오래 사시기 어려워요. 저도 진료 어렵습니다"라고 비난조로 말하면, 환자는 상처를 받을 수 있고 때로는 "그럴 수도 있지요"라며 퉁명스럽게 대응할 수도 있다. 이렇게 되면 신뢰를 바탕으로 한 치료 관계가 형성되는 데 어려움이 생긴다. 환자의 호전을 원하는 선의에서 의사의 지시를 이행하지 못한 환자에게 보다 강하게 경고를 하려는 의도는 이해할 수 있다. 그러나 언어 표현을 조금 더 지혜롭게 할 필요가 있다.

이때는 마셜 로젠버그(Marshall Rosenberg)가 개발한 비폭력 대화 모형(nonviolent communication model)을 활용하는 것이 효과적이다. 상대를 판단하고 비난해 거부감, 두려움, 수치심을 유발하는 폭력적 대화의 상대 개념으로 제안된 비폭력 대화는 '관찰, 느낌, 욕구, 부탁'의 네 가지 요소로 이루어져 있다. 이 네 가지 요소는 대화의 흐름에서 일련의 단계를 이루어 대화 구조의 패턴을 형성한다(Rosenberg, 2017).

비폭력 대화의 첫 번째 단계는 도덕적 판단이 아니라 객관적 관찰을 말하는 것이다. 도덕적 판단이란 '환자에게 무엇인가 잘못이 있다' 또는 '환자의 행동은 잘못되었다'라는 관점에서 환자 언행의 도덕적 차원을 판단하는 것이다. 이런 도덕적 판단을 버리고 객관적으로 관찰된 바를 말해야 한다. 환자의 행동에 문제가 있다고 단정하고 시비를 가리는 것은 자신의 욕구나 분노를 표출하는 것이다. 일단 환자의 행동이 잘못되었다는 관점으로는 나의 욕구를 절대로 만족시킬 수 없다. 현재 사안에 대한 주관적이고 감정적인 해석이 갈등을 증폭할 수 있으므로 객관적으로 관찰한 사실만을 말해야 한다. 다음은 앞의 상황에서 도덕적 판단이 개입된 대화다.

의사: 도대체 왜 그러셨어요? 혈당 생각 못 하셨어요?

환자: 더운데 조금은 괜찮을 것 같아서요.

의사: 애들처럼 인내심이 없어서 참지를 못하시네요. 이렇게 무책임하게 나오시면 방법이 없어요.

당뇨 환자가 과일을 많이 먹은 것은 사실이며, 이에 대해 분명하게 말할 필요가 있다. 하지만 의사의 말을 살펴보면 '당신은 인내심이 부족하다, 무책임하다'와 같이 상대를 도덕적으로 판단하면서 비난하는 말이 상당 부분 섞여 있어 말하기 방식에 문제가 있음을 알 수 있다.

이런 도덕적 판단과 대조되는 것은 주관적인 평가가 섞이지 않은 객관적인 관찰 표현이다. 환자는 '인내심이 부족한 무책임한 환자'라기보다 '혈당 수치가 높은데 당 함량이 높은 과일을 먹은 환자'다.

이 두 가지 언어 표현은 얼핏 비슷한 것 같지만 환자를 바라보는 관점에 근본적인 차이가 있다. 다음과 같이 도덕적 판단 위주의 언어 표현을 객관적 관찰 위주의 언어 표현으로 바꾸어야 한다. 예를 들어 '환자가 너무 공격적이다'는 '환자는 간호사가 혈압을 재자 몸을 밀었다'로, '환자가 나를 무시한다'는 '다른 병원의 검사 결과 제출을 요청했는데, 제출하지 않았다'로, '환자는 반항적이다'는 '새로운 치료법을 적용하자고 했더니 환자가 싫다고 했다'로 바꾸어 표현하면 갈등의 시작을 막는 데 효과적이다. 이렇듯 도덕적인 판단이 아니라 행위를 객관적으로 관찰하는 자세가 필요하다. 로젠버그는 도덕적 판단이 아닌 상황과 상대에 대한 객관적인 관찰에서 비폭력 대화가 시작된다고 한다.

느낌과 욕구를 결합해서 말하기

이 단계에서는 자극을 받았을 때 몸과 마음에서 일어나는 반응을 표현한다. 비폭력 대화의 '관찰, 느낌, 욕구, 부탁' 단계에서 '느낌' 단계와 '욕구' 단계를 결합한 것이다. 느낌이란 현재 상황에서 상대의 행동으로 인해 자신이 경험하는 감정을 의미한다. 로젠버그에 의하면 느낌은 충족되지 않은 내면의 욕구와 연결되는데, 감정 어휘를 사용해 생각이 아닌 느낌을 분명하고 솔직하게 표현할 때 상호 연민의 대화가 이루어진다고 한다.

이와 더불어 느낌과 연관된 욕구를 표현한다. 욕구는 내면에서 충족되지 못한 기대를 뜻하며 느낌은 이 욕구에서 비롯된다. 따라서 욕구와 느낌은 하나의 쌍을 이루므로 함께 표현하는 것이 효과적이다. 느낌을 욕구에 직접 연결할수록 상대가 이 욕구에 더 쉽게 연민으로 반응하게 된다.

상대의 행동을 비난하는 대화 방식을 나의 욕구와 느낌을 표현하는 대화 방식으로 바꾸면 공격성이 사라져 비폭력 대화가 된다. 내가 너에게 원하는 나의 선한 의도는 이런 것이고, 그것이 이루어지지 않을 때 어떤 느낌이 드는지 말하는 것은 상대를 비난하는 공격성이 매우 약하다. 상대를 비난하는 공격적 대화는 나의 느낌과 욕구를 드러내는 방식으로 바꾸는 것이 바람직하다.

예를 들어 “왜 이렇게 시간을 못 지키세요? 늦게 오시면 어떡합니까?”라는 말에는 상대를 도덕적으로 비난하며 책망하고 마음이 그대로 드러난다. 이를 “시간에 맞추어 검사를 하려고 했는데(욕구), 오늘 내로 진단하기 어려워서 걱정이네요(느낌)”라고 바꾸어 말하면, 오늘 내로 검사를 하고 싶었다는 욕구와 그로 인해 걱정되는 느낌을 표현하고 있어 상대에 대한 공격성이 상당히 완화된다. 또한 “습관을 고치겠다는 약속 하나 못 지키시다니 진짜 실망스럽네요”라는 말에는 상대의 언행을 지적하며 비난하는 마음이 담겨 있다. 이를 “제가 환자분의 말을 신뢰할 수 있기를 바라기 때문에(욕구), 약속한 일을 지키지 않으시면 앞으로의 치료 과정이 걱정됩니다(느낌)”라고 바꾸어 말하면 자신의 느낌과 욕구를 말하는 것이므로, 상대를 탓하지 않게 되어 언어 표현에 공격성이 줄어든다. 이와 더불어 자신이 어떤 이유에서 이런 감정이 생긴 것인지 구체적으로 말하게 되어 불필요한 오해의 소지를 줄일 수 있다.

바라는 바를 구체적으로 요청하기

이 단계에서는 자신의 욕구와 그로 인한 느낌을 해소하기 위해 상대에게 자신이 원하는 행위를 구체적으로 요청한다. 비폭력 대화의 마지막인 '부탁' 단계에 해당하는 것으로, 모호한 표현이 아니라 가시적이고 실현 가능한 행위를 구체적인 언어를 사용해서 말한다. "~을 하지 마세요"라는 부정적인 문장보다 긍정적인 문장을 사용하며, 명령보다는 "~해 줄 수 있을까요?"와 같은 의문문을 사용해 권유나 질문 형태로 표현하면 상대의 심리적 저항감을 줄일 수 있다.

비폭력 대화에서 상대에게 요청하는 구체적인 방법은 다음과 같다. 첫째, 추상적이거나 막연한 말이 아니라 명확하고 구체적인 언어로 요청한다. 이때 미래의 행동이라도 그것을 할 의사가 지금 있다는 동의를 구하는 현재형으로 부탁한다. 예를 들어, 비난하는 말투로 "서로 신뢰할 수 있으면 좋겠네요"라는 언어 표현은 매우 추상적이다. 진료 시간을 지키지 않아 불신감이 생겨, 신뢰하는 관계를 요구한다는 의미는 짐작할 수 있다. 하지만 신뢰한다는 것이 구체적으로 어떤 행위를 요청하는 것인지 파악하기 어려워 추후에 동일한 문제가 발생했을 때 서로의 관점이 달라 오해가 발생할 소지가 있다. 이럴 때는 "다음부터 진료 시간에 늦을 경우에는 한 시간 전에 미리 연락을 해 주실 수 있을까요?"와 같이 환자에게 요구하는 행위를 구체적으로 제시하는 게 바람직하다.

둘째, 지시나 명령보다 권유하는 질문 형태로 말한다. 의문문을 사용해 선택권을 주는 것은 상대를 존중하여 의사소통에서 예의를 지키는 가장 중요한 원리다. 고압적인 말투로 명령하는 언어 표현을 사용하면 환자는 심리적 저항감을 느끼게 마련이다. 상대를 통제하려는 욕구가 언어 표현에 반영되면, 상대는 진정성을 느끼기 어렵다. 예를 들어, "지난 병원 검사 결과 확인하셔서 내일까지 가져오세요"라는 말은 환자에게 행위를 강요하는 표현이라 반감이 생길 수 있다. 이를 "지난 병원 검사 결과 확인하셔서 내일까지 제출하실 수 있을까요?"라고 의문문을 사용해 상대에게 선택권을 주는 공손한 표현으로 바꾸어 사용하는 것이 바람직하다. 동일한 요청 행위더라도 환자의 체면을 고려해 예의를 지켜 표현할 때 환자와 협력적인 관계를 형성할 수 있다.

혈당이 높은 환자가 과일을 과도하게 섭취한 상황에서, 비폭력 대화의 관찰, 느낌, 욕구, 요청의 4단계로 의사가 환자에게 요청하는 모범적인 대화 사례를 제시하면 다음과 같다.

의사: 오늘 검사 결과를 보면 혈당 수치가 200mg/dL 이상으로 측정되었습니다. 혈당이 높은 상태에서 당 지수가

높은 음식을 계속 섭취하면 혈당 조절이 더 어려워질 수 있습니다. [판단보다 관찰한 바 말하기]

환자: 네, 그렇군요.

의사: 혈당 수치가 얼른 안정화되어 건강을 회복하는 모습을 보고 싶은데, 혈당 관리가 제대로 이루어지지 않아 치료 효과가 떨어질까 염려됩니다. [느낌과 욕구를 결합해서 말하기]

환자: 죄송합니다.

의사: 앞으로 과일을 드실 때, 양을 조절하거나 혈당이 급격히 올라가지 않는 과일을 선택해 보시는 건 어떨까요? [바라는 바를 구체적으로 요청하기]

환자: 네, 주의하겠습니다. 그런 정보를 알려 주시면 제가 최대한 노력하겠습니다.

의사는 자신의 처방을 지키지 않은 환자를 책망할 수 있는 갈등 상황에서 비난하고 공격하기보다 비폭력 대화를 사용해 환자와 원활하게 소통하고 있다. 우선 관찰 단계에서 상대의 행위를 도덕적으로 판단하는 표현에 유의해, 과일 섭취와 혈당 수치에 대한 객관적인 현상만 설명하고 있다. 그다음은 치료가 원활하게 진행되기를 바라는 욕구와 그로 인해 걱정되는 느낌을 진솔하게 표현했다.

마지막으로 혈당 수치를 위한 방법 등을 구체적으로 요청했다. 이런 비폭력 대화 방법은 갈등을 최소화하고 문제를 해결하는 건설적인 대화를 이끌어 낸다. 또한 환자가 객관적인 정보를 바탕으로 자신의 건강 관리를 스스로 조정할 수 있도록 돕고, 의료진과의 신뢰 관계를 형성하는 데 중요한 기반이 된다.

참고문헌

Rosenberg, M. B.(2015). *Nonviolent communication: A language of life*. PuddleDancer Press. 캐서린 한 옮김(2017). 『비폭력대화』. 한국NVC센터.

10

언어적 공격 대응 전략

치료에 불만을 가진 환자가 의료진을 대상으로 공격적인 언행을 보이는 경우가 있다. 이런 상황에서 의료진도 감정을 조절하지 못하여 공격적으로 응대하면 자칫 갈등이 커질 수 있다. 이럴 때는 상대의 언어적 공격에 유연하게 대처하는 자기방어 화법이 필요하다. 자기방어 화법이란 상대의 언어적 공격이 이루어지는 상황에서 심리적 안정을 찾고 상대의 공격을 완화해 협력을 도모하는 방식을 말한다.

언어적 공격에 민감한 영역 인식하기

환자의 언어적 공격에 당황하지 않고 유연하게 대처하는 방법을 익히기 전에, 자신이 어떤 언어적 공격에 민감하게 반응하는지 점검하는 것은 자기방어 화법을 익히는 과정에서 매우 중요하다. 환자의 공격적 언행에 대해 과민하게 반응하는 차원과 둔감하게 반응하는 차원에 대한 자기 인식은 상황을 객관적으로 응시하고 이에 적절하게 대응하는 데 도움이 된다.

이때 자신이 민감하게 반응하는 상대의 언어적 공격 유형을 인식하기 위한 구체적인 척도가 필요하다. 언어적 공격에 대한 민감성을 측정하는 VSS 척도(Verbal Sensitivity Scale)는 다음과 같이 여섯 가지 언어적 공격 유형으로 구성되어 있다(Archer, 2020).

첫째는 환자의 언어적 공격이 '비판 · 판단'의 유형에 해당할 때다. "그 표정으로 수술실에 들어갈 수 있나요?", "그 옷 아마추어 같아요"와 같이 환자가 의료진의 외모나 자세를 비판하거나, "조언이 진짜 도움 안 돼요", "진단 결과 너무 이상해요"와 같이 환자가 의료진의 진단 결과나 처방을 부정적으로 판단하는 경우다.

둘째는 '책망 · 비난' 유형이다. "자료 좀 알아보게 작성하세요", "얼마나 기다려야 하는 건가요?"와 같이 환자가 의료진의 행동을 책망하거나, "언제 제 얘기를 진심으로 들었나요?", "수술 누구 때문에 이렇게 된 건데요?"라며 환자가 의료진의 태도나 잘못을 비난하는 경우다.

셋째는 '기만 · 불신' 유형이다. "정말 안 먹고 참았어요", "이런 증상 처음이거든요"와 같이 환자가 의료진을 속이려고 과장하거나 축소해서 말하거나, "그렇게 해서 제대로 치료할 수 있겠어요?"라며 의료진을 불신하는 경우다.

넷째는 '모욕 · 조롱' 유형이다. "그냥 인터넷 찾아보는 게 낫겠어요", "의사야 경찰이야 뭘 자꾸 물어요?"와 같이 환자가 의료진을 모욕하는 저속한 말을 하거나, "지금 알고 설명하시는 건가요?", "시험은 어떻게 통과하셨는지 모르겠네요"라며 환자가 의료진을 비웃거나 조롱하는 경우다.

다섯째는 '반대 · 저항' 유형이다. "저는 절대 그렇게 생각하지 않아요", "그런 행동 안 할 거예요"와 같이 환자가 의료진의 판단에 반대하고 거부하거나, "그 치료하기 싫은데요", "이걸 하지 말라고요? 그렇게는 못 하죠"라며 환자가 의료진의 의견에 강하게 저항하는 경우다.

여섯째는 '압력 · 강요' 유형이다. "수술 좀 확실하게 준비하세요", "내일까지 치료 계획 준비해서 보여 주세요"와 같이 환자가 의료진을 압박하거나 강요하거나, "이 약 확실하게 처방해 주세요", "나한테 묻지 말고 문제를 해결하세요"라며 환자가 의료진에게 강력하게 주장하는 경우다.

이렇게 자신의 민감도가 높은 공격 유형에 대해 상황을 모면하기 위해 회피하거나 공격에 복종해 버리거나, 정당화하며 논쟁하거나, 상대를 반격하는 반응을 하면 문제가 해결되지 않은 상태로 갈등이 증폭되므로 유의해야 한다(Archer, 2020). 즉, 사람마다 언어적 공격의 유형에 따라 민감한 정도가 다른데, 자기의 민감성을 인식하고, 과민하게 반응하지 않는 것만으로도 많은 갈등을 피할 수 있다. 예를 들어 환자의 '반대 · 저항'에 민감하게 반응하는 의사나 간호사는 자신이 이런 경우에 분노 감정이 과도하게 일어나는 것을 인식하는 것만으로도 감정을 조절한 후에 이성적인 대화를 전개해 나갈 수 있는 준비가 가능해지는 것이다.

분노 감정 조절하고 평정심 유지하기

언어적 공격 상황에서 자신을 보호하며 상대의 공격에 유연하게 대처하는 방법을 자기방어 화법이라고 한다. 자기방어 화법의 대표적인 방식인 합기도(合氣道) 화법에 대해 알아보도록 한다. 무술의 한 종류인 합기도는 그 이름

이 의미하듯이, 기(氣, 에너지)를 상대와 충돌하지 않고 조화롭게 합치는 것을 중시한다. 상대를 가격해 쓰러뜨리는 다른 무술과 달리, 절대로 충돌하지 않고 에너지의 흐름을 받아들여 조화를 이루는 철학에 기반한다. 합기도의 이런 정신을 언어적 공격 상황에 적용해, 공격자를 적대시하지 않고 파트너로 대하면서 갈등 상황에서 유연하게 대처해 균형 잡힌 인간관계의 복원을 지향하는 것이 합기도 화법이다(Scheff, 1995; Archer, 2013 · 2020). 합기도 화법은 '평정, 인정, 화합'의 3단계로 구성된다(Archer, 2020; 박재현, 2021).

첫 번째 평정 단계에서는 평정심을 유지하는 데 중점을 둔다. 합기도 화법에서는 이 과정을 '내적 미소(inner smile)'라고 표현한다. 평정심을 잃고 분노를 조절하지 못하면 충돌로 이어져 유연하게 대처하는 의사소통의 제반 과정은 무의미해진다. 평정의 단계는 첫 단계이면서도 후속 단계에도 지속적으로 적용된다. 이때 미소라고 하여 웃는 모습을 외적으로 과도하게 드러내면 환자는 조롱으로 여겨 반격을 유발하는 역효과를 초래할 수 있다. 다음과 같은 갈등 상황에서 환자가 의사에게 감정적으로 책망하며 공격하는 대화를 살펴보자.

환자: 도대체 진료를 어떻게 하시는 겁니까? 어떻게 이렇게 허술하게 준비할 수 있나요?

의사: 제가 설명을 드리겠습니다.

환자: 변명하지 마세요! 의사로서 최소한의 준비도 안 하신 거 아닙니까? 이번에 허리 회복하지 못하면 생계가 곤란하다고 말씀드렸잖아요. 어떻게 하실 겁니까?

위의 상황에서 치료에 만족하지 못한 환자는 의사의 잘못을 강하게 책망하고 있다. 감정적인 어조로 언어적 공격을 포함하는 말을 하고 있다. 이렇듯 환자의 감정이 고조된 상태에서 정당화를 시도하거나 반박을 하면, 갈등이 증폭될 소지가 있다.

1단계인 평정 단계에서는 환자의 언어적 또는 비언어적 요소에서 공격 자극을 지각하되 마음의 평정을 유지하는 것이 핵심이다. 환자의 공격 자극과 자신의 반응 사이의 시간 간격을 인식하고, 자신에게 반응에 대한 선택권이 있음을 알고 균형 잡힌 안정적 상태의 '나'에 집중한다. 환자의 공격 에너지가 흐르도록 원하는 바를 더 말하게 하되 반격하지 않는다.

의사: 네, 듣고 있습니다. 어떤 점에서 그렇게 생각하시는

건가요?

환자: 수술 후에 통증도 심하고, 움직일 수가 없어요! 이럴 거면 제가 여기를 왜 왔는지 모르겠네요.

부분적으로 인정해 공격 에너지 중화하기

두 번째 인정 단계에서는 환자의 관점에서 환자의 미충족된 욕구와 거기에서 비롯된 부정적 감정에 주목한다. 합기도 화법에서는 모든 언어적 공격은 고통에 대해 도움을 요청하는 호소라고 가정한다. 이 상황에서 환자는 회복이 어려워 생계가 곤란해질 것 같은 불안감에 의사에게 도움을 요청하는 호소를 하고 있다. 이러한 부정적 감정이 일반적인 도움 요청을 넘어 공격적인 방식으로 표출되면서 갈등을 유발하고 있다.

다음 단계는 환자의 관점에서 상대의 균형을 무너뜨려 불안정하게 하는 것이다. 여기에는 이리미(irimi)라고 부르는 합기도의 회전 운동 기술이 적용된다. 합기도는 충돌하지 않고, 공격성을 중화해 음의 에너지를 양의 에너지로 환원한다(Saposnek, 1987: 121). 여기서 회전 운동이 공격성을 중화하는 주요 방법이다. 합기도는 공격자와 방어자 모두 다치지 않도록 회전 운동으로 공격 에너지의 방향을 바꿔 위험에서 벗어나면서 공격자를 통제하는 위치로 이동하게 된다.

환자의 공격 에너지가 그대로 흐르게 하되, 상대의 옆으로 회전하며 돌아 들어가 상대와 나란히 서는 기술인데, 이를 의사소통의 관점에서 대표적인 발화의 예시를 들면 "조금 그런 면이 있네요"라며 환자의 발화를 부인하지 않고 부분적으로 동의하거나 인정하는 것이다. 이러면 상대와 나란히 서서 상대의 관점으로 사안을 보고 상대의 생각과 감정이 타당함을 인정하면서 상대에게 집중하게 된다.

환자: 수술 준비 전에 무엇을 조심해야 할지 명확히 설명해 주시지 않아서 많이 혼란스러웠습니다.

의사: 그러셨군요. 정확한 설명 없이 수술을 준비하라고 해서 답답하셨군요. 이 부분은 조금 그런 면이 있네요.

환자: 그러니까요.

이 대화에서 환자는 언어적 공격을 하면서 일반적으로 정당화, 논쟁, 방어 등의 반응을 예상했으나, 기대했던 싸움이 이루어지지 않고 있다. 의사가 환자의 불만스러운 감정을 이해하고, 이에 대해 부분적으로 인정하는 표현을 하자 환자는 심리적 균형을 잃으면서 언어적 공격을 중단하는 방식으로 응답하고 있다. 부분적으로 인정할 때는

지나친 자기 비하가 되면 안 되고, 잘난 척으로 여겨지면 역효과가 생기므로 적절한 어조로 진심을 담아 표현해야 한다.

앞으로의 우리에게 집중해 화합하기

세 번째 화합 단계에서는 공격자의 균형을 바로잡고 타협점을 찾아 화합한다. 충돌이나 무반응 등 문제를 회피하거나 악화시키지 않고, '나'와 '너'가 아닌 '우리'의 관점에서 상대의 공격을 중화하고 에너지의 화합을 의미하는 합기(合氣)를 행한다. 이를 의사소통 관점에서 제시하면, "그렇다면 우리가 앞으로 어떻게 하면 좋을까요?"라는 표현 등으로 화합을 끌어내는 것이다. 즉, 갈등의 원인이 존재하는 과거에서 미래로 관점을 전환한다. 과거 서로의 언행에서 시비를 가리기보다 미래에 어떻게 할지에 대해 의견을 교환하는 것이다.

이때 중요한 것이 '나'와 '너'라는 대립하는 자아가 아니라 '우리'라는 합일된 공동의 관점에서 이야기하는 것이다. 마주 본 상태에서 옆으로 회전해 나란히 옆에 섰기 때문에, 같은 방향을 바라보면서 '앞으로의 우리'에 대해 이야기하면 충돌보다는 건설적인 대화가 가능하다. 예를 들어 의사가 지시하는 행위를 거부하며 비난하거나 저항하는 환자에게 "네, 이야기해 주어 고맙습니다. 그렇다면 우리가 앞으로 어떻게 하면 좋을까요?"라고 묻는 것이다.

환자: 기본적인 치료 계획은 설명해 주시고, 그다음에 해야 할 일을 말씀해 주시면 좋겠어요.

의사: 네, 이야기해 주셔서 감사합니다. 그렇다면 우리가 앞으로 어떻게 하면 좋을까요?

환자: 무조건 복잡한 검사 이것저것 하라고 하지 마시고, 기본적인 내용부터 천천히 설명해 주시면 좋겠어요.

의사: 알겠습니다. 앞으로 그렇게 해 보겠습니다.

의사가 반격하는 반응을 예측했던 환자는, 공격력을 잃고 자연스럽게 원하는 바를 이야기할 수 있게 된다. 이렇게 되면 의사와 환자는 대립을 피하고 갈등을 방지할 수 있다.

이렇듯 자칫 분쟁으로 발전될 수 있는 갈등 상황에서 평정심을 유지한 상태로 환자의 감정을 존중하면서 협력적인 대화를 하면 언어적 공격에 상처받지 않고 유연하게 대처하면서 효과적인 대화를 할 수 있다.

참고문헌

박재현(2021). 자기방어 화법 교수학습 방안 연구. ≪화법연구≫, 52, 61-88쪽.

Archer, L. A.(2013). *Verbal aikido-Green belt: The art of directing verbal attacks to a balanced outcome.* CreateSpace independent publishing platform.

Archer, L. A.(2020). *From conflict to conversation: The official verbal aikido practitioner's guide.* AFNIL.

Saposnek, D. T.(1987). Aikido: A systems model for maneuvering in mediation. *Mediation Quarterly, 14,* pp.119-136.

Scheff, T. J.(1995). Self-defense against verbal assault Shame, anger, and the social bond. *Family process, 34*(3), pp.271-286.

저자

박재현

상명대학교 사범대학 국어교육과 교수다. 미국 펜실베이니아 주립대학교에서 스피치 커뮤니케이션으로 석사학위를, 서울대학교 사범대학 국어교육과에서 화법 교육으로 박사학위를 받았다. 상명대학교 사범대학 학장, 교육대학원장, 한국화법학회 회장을 역임했으며, 사회언어학회 편집위원, 국어교육학회 연구이사로 활동하고 있다. 주요 저서로 『마음이 만나는 교실: 선생님이 알아야 할 배려와 설득의 대화법』(2024), 『화법 교육을 위한 의사소통 이론』(2023),『교육토론의 원리와 실제』(2018) 등이 있다. 의사소통과 화법 교육에 관련된 주제로 100편 이상의 논문을 한국연구재단 등재지에 게재했다.

정민주

한남대학교 사범대학 국어교육과 교수다. 서울대학교 사범대학 국어교육과에서 화법 교육으로 석사학위와 박사학위를 받았다. 한국교육과정평가원 부연구위원을 거쳐 한남대학교 교수로 재직 중이다. 한국화법학회 부회장 및 편집위원장, 국어교육학회 전공이사, 한국어교육학회 지역이사로 활동하고 있다. 의사소통 이론 및 교육에 대한 관심을 바탕으로, 협상 및 갈등 해결 교육, 의료 커뮤니케이션으로 범위를 확장해 다양한 연구를 수행하고 있다. 주요 저서 및 연구로는 『화법 교수학습 모형』(2023, 공저), "한방병원 의료커뮤니케이션 양상 분석 및 향상 방안 연구"(2023), "고령 환자 대상 의료 커뮤니케이션 교육의 방향"(2021) 등이 있으며, 의사소통 및 화법 교육 관련 다수의 논문을 한국연구재단 등재지에 게재했다.

김승현

홍익대학교 사범대학 국어교육과 교수다. 서울대학교 사범대학 국어교육과를 졸업하고, 동 대학원에서 화법 교육으로 석사학위와 박사학위를 받았다. 한국교육과정평가원 부연구위원을 거쳐 홍익대학교 교수로 재직 중이다. 한국국어교육학회 연구이사, 한국어교육학회 전공이사, 한국화법학회 편집이사, 국어교육학회 편집이사, 한민족문화학회 편집위원으로 활동하고 있다. 의사소통 이론 및 교육에 대한 관심을 바탕으로, 관계 형성 및 인공지능 활용을 통한 대화 교육으로 범위를 확장해 다양한 연구를 수행하고 있다. 주요 저서 및 연구로는 『화법 교수학습 모형』(2023, 공저), "한방병원 의료커뮤니케이션 양상 분석 및 향상 방안 연구"(2023), "학습 대화를 지원하는 생성형 인공지능 챗봇 개발 연구"(2024)가 있으며, 의사소통 및 화법 교육 관련 다수의 논문을 한국연구재단 등재지에 게재했다.

감수

이상목

고려대학교 구로병원 응급중환자외상외과 진료교수다. 서울대학교 산업공학과를 졸업하고 차의과학대학교 의학전문대학원을 졸업했다. 서울대학교 병원 외과 전공의, 서울특별시 보라매병원 대장항문외과 전임강사, 가톨릭대학교 인천성모병원 중환자의학 전담교수를 거쳐 고려대학교 구로병원에 재직 중이다.

현진숙

선린대학교 응급구조과 교수다. 서울대학교 간호대학원에서 석사학위를, 한남대학교에서 의료경영학 석사학위를 취득했으며, 계명대학교 간호대학원에서 박사과정을 수료했다. 국군간호사관학교 교수, 국군의무학교 시뮬레이션 센터 개발 담당을 거쳐 선린대학교 교수로 재직 중이다. 전국응급구조과 교수협회 교육이사로 활동하고 있으며, 주요 관심사는 응급환자관리, 전문심장소생술, 시뮬레이션이다. 응급의료에 관심을 확장하여 연구를 수행하고 있다. 주요 저서 및 연구로는 『응급환자관리학』(2023, 공저), "응급구조학 재난"(2024), "응급환자 간호를 위한 시뮬레이션 교육효과: 메타분석"(2019) 외 다수가 있다.